中国医学临床百家

马全福 / 著

前列腺癌
马全福 2020 观点

科学技术文献出版社
SCIENTIFIC AND TECHNICAL DOCUMENTATION PRESS

·北京·

图书在版编目（CIP）数据

前列腺癌马全福2020观点 / 马全福著. —北京：科学技术文献出版社，2019. 11
ISBN 978-7-5189-5984-6

Ⅰ.①前…　Ⅱ.①马…　Ⅲ.①前列腺疾病—癌—诊疗　Ⅳ.① R737.25

中国版本图书馆 CIP 数据核字（2019）第 192240 号

前列腺癌马全福2020观点

策划编辑：袁婴婴　责任编辑：帅莎莎　袁婴婴　责任校对：张吲哚　责任出版：张志平

出　版　者	科学技术文献出版社	
地　　　址	北京市复兴路15号　邮编　100038	
编　务　部	（010）58882938，58882087（传真）	
发　行　部	（010）58882868，58882870（传真）	
邮　购　部	（010）58882873	
官　方　网　址	www.stdp.com.cn	
发　行　者	科学技术文献出版社发行　全国各地新华书店经销	
印　刷　者	北京虎彩文化传播有限公司	
版　　　次	2019 年 11 月第 1 版　2019 年 11 月第 1 次印刷	
开　　　本	710×1000　1/16	
字　　　数	96千	
印　　　张	10.75	
书　　　号	ISBN 978-7-5189-5984-6	
定　　　价	98.00元	

序
Preface

韩启德

　　欧洲文艺复兴后，以维萨利发表《人体构造》为标志，现代医学不断发展，特别是从 19 世纪末开始，随着科学技术成果大量应用于医学，现代医学发展日新月异，发生了根本性的变化。

　　在过去的一个世纪里，我国现代化进程加快，现代医学也急起直追。但由于启程晚，经济社会发展落后，在相当长的时期里，我国的现代医学远远落后于发达国家。记得 20 世纪 50 年代，我虽然生活在上海这个最发达的城市里，但是母亲做子宫切除术还要到全市最高级的医院才能完成；我患猩红热继发严重风湿性心包炎，只在最严重昏迷时用过一点青霉素。20世纪60—70年代，我从上海第一医学院毕业后到陕西农村基层工作，在很多时候还只能靠"一根针，一把草"治病。但是改革开放仅仅30多年，我国现代医学的发展水平已经接近发达国家。可以说，世界上所有先进的诊疗方法，中国的医生都能做，有的还做得更好。更为可喜的是，近年来我国医学界开始取得越来越多的原创性成果，在某些点上已经处于世界领先地位。中国医生已经不再盲从发达国家的疾病诊疗指南，而能根据我们自己的经验和发现，根据我国自己的实际情况制定临床标准和规范。我们越来越有自己的东西了。

要把我们"自己的东西"扩展开来，要获得越来越多"自己的东西"，就必须加强学术交流。我们一直非常重视与国外的学术交流，第一时间掌握国外学术动向，越来越多地参与国际学术会议，有了"自己的东西"也总是要在国外著名刊物去发表。但与此同时，我们更需要重视国内的学术交流，第一时间把自己的创新成果和可贵的经验传播给国内同行，不仅为加强学术互动，促进学术发展，更为学术成果的推广和应用，推动我国医学事业发展。

我国医学发展很不平衡，经济发达地区与落后地区之间差别巨大，先进医疗技术往往只有在大城市、大医院才能开展。在这种情况下，更需要采取有效方式，把现代医学的最新进展以及我国自己的研究成果和先进经验广泛传播开去。

基于以上考虑，科学技术文献出版社精心策划出版《中国医学临床百家》丛书。每本书涵盖一种或一类疾病，由该疾病领域领军专家撰写，重点介绍学术发展历史和最新研究进展，并提供具体临床实践指导。临床疾病上千种，丛书拟以每年百种以上规模持续出版，高时效性地整体展示我国临床研究和实践的最高水平，不能不说是一个重大和艰难的任务。

我浏览了丛书中已经完稿的几本书，感觉都写得很好，既全面阐述有关疾病的基本知识及其来龙去脉，又介绍疾病的最新进展，包括笔者本人及其团队的创新性观点和临床经验，学风严谨，内容深入浅出。相信每一本都保持这样质量的书定会受到医学界的欢迎，成为我国又一项成功的优秀出版工程。

《中国医学临床百家》丛书出版工程的启动，是我国现代医学百年进步的标志，也必将对我国临床医学发展起到积极的推动作用。衷心希望《中国医学临床百家》丛书的出版取得圆满成功！

是为序。

作者简介

　　马全福，毕业于首都医科大学临床医学系，硕士研究生学历，主任医师，教授，研究生导师，文职二级，技术四级。从事泌尿外科和男科专业工作 40 年，侧重泌尿外科疑难疾病、男科疾病诊治，在肾移植及男科学方面有一定知名度。任中国人民武装警察部队总医院南楼三科主任，中国人民解放军总医院第三医学中心医疗技术专家委员会委员。1995年享受国务院政府特殊津贴。2004 年和 2009 年获军队优秀专业技术人才津贴。

　　兼任国际亚健康协会生殖医学专业委员会主任委员，全国门急诊管理专业委员会秘书长，武警部队门诊管理专业委员会主任委员，全军科技干部考核命题委员会委员，武警部队专业技术职称评审委员会委员，中华医学会、北京市医学会、武警部队医疗事故鉴定委员会专家，武警部队评残专家委员会主任委员，中华宋庆龄国际基金会专家委员会委员，国际抗衰老医学研究会委员，中华医学会科学普及分会指导委员会专家等职务。担任《美国世界医院管理与临床杂志》副主编，《中国微创外科杂志》《临床泌尿外科杂志》《武警医学杂志》《中华保健医学杂志》《中华临床医生杂志（电子版）》《医学参考报》《中华灾害医学救援杂志》编委。

主编 11 部图书，其中《外生殖器疾病诊治图解》《良性前列腺增生与慢性前列腺炎》《前列腺疾病 99 个不易》《性病自我防治》《精索静脉曲张与男性不育症》《中老年性保健与健康长寿》《前列腺疾病防治专家谈》《现代医院门诊管理》《前列腺炎马全福 2019 观点》《良性前列腺增生马全福 2019 观点》等著作有一定学术价值。参编专著 12 部，发表医学文章 200 篇，获省部级科技进步奖 21 项，其中一等奖 1 项、二等奖 7 项。获国家专利 4 项。2003 年北京市委市政府表彰为抗击"非典"先进个人，荣立三等功 2 次。被武警总部表彰为十大科技支边先进个人、尊干爱兵先进个人、优秀党务工作者。被武警总医院表彰为优秀党务工作者、科技先进工作者、白求恩杯先进个人等，被授予杰出贡献奖。

前 言
Foreword

近 10 年来，由于信息网络化水平迅猛发展，医学新理论、新知识、新技术、新方法的更新周期迅速缩短。随着基因、蛋白、代谢组学、精准医学和设备的发展，免疫、内分泌、靶向、基因、微创治疗等项目不断开展，前列腺疾病诊断和治疗难点也逐渐被攻克。目前，前列腺疾病的手术几乎都可通过微创或机器人的协助来完成，开创了前列腺疾病手术治疗的新时代。

随着年龄的增长，前列腺癌的发病率明显升高。随着我国经济水平和人们生活水平的提高，人均寿命延长，我国前列腺癌发病率呈逐年上升趋势，逐步成为影响我国中老年男性健康的首要问题。据统计，2013 年我国 60 岁以上老年人突破 2 亿人，2015 年底达到 2.22 亿人，2016 年底达到 2.3 亿人，占人口总数的 16.7%，2017 年底达到 2.41 亿人，并且以每年 1000 万人的速度在增长，且预计将持续 20 年之久。另外，80 岁以上高龄老年人增长速度约为 65 岁以上全部老年人的 2 倍。2015 年我国前列腺癌新发病例 60 300 例，死亡约 26 600 例，因此，前列腺癌已经成为严重威胁人类健康的疾病。

中国医学临床百家

前列腺癌位居人类十大恶性肿瘤的第九位和男性恶性肿瘤的第六位，在西方国家前列腺癌位居男性恶性肿瘤首位。据报道，在全球新发癌症男性中肺癌占 14.5%，死亡率为 22%；前列腺癌占 13.5%，死亡率为 6.7%。有人预测中国前列腺癌发病率和死亡率平均每年上升 4.8% 和 5.1%。

前列腺癌的病因尚不清楚，目前研究认为，慢性前列腺炎、良性前列腺增生、前列腺癌三种疾病存在相关性，但是前列腺癌、良性前列腺增生、慢性前列腺炎的发病机制尚无明确研究结果。这三种疾病早期症状基本相似，慢性前列腺炎与良性前列腺增生互为诱导关系，良性前列腺增生、前列腺癌患者伴有慢性前列腺炎者高达 78.3%，甚至更高，且伴随着良性前列腺增生的加重，前列腺癌发病率逐渐增高。有人认为，前列腺癌可能与种族、遗传、食物、环境、性激素等因素有关。据美国国家癌症研究机构报道，红肉可诱发结肠癌、前列腺癌、乳腺癌、食管癌、肺癌等多种癌症，吸烟、饮酒、生活习惯、食品、性刺激等因素也与前列腺癌有相关性。另外，大多数研究证明，代谢综合征（向心性肥胖、高血压、高血糖、高血脂等）与前列腺癌的发生发展有关，但也有很少的研究认为代谢综合征与其完全不相关。我们了解到，前列腺癌的发病率在脂肪摄入量高的人群中显著增加，在城市地区前列腺癌发病率由 2000 年的 5.65/10 万上升至 2014 年的 24.48/10 万。

由于病因及临床表现复杂，虽然新的治疗措施不断涌现，治愈率不断提高，但临床上仍有一部分难治病例。正因如此，我们更要加强对前列腺疾病的预防，提高对前列腺癌的诊断、分类和量化水平，改进影像学对病理、炎症浸润、结节、肿瘤和癌前病变的组织学空间分布诊断，帮助确定新的治疗靶点和策略，降低良性病变转为恶性的危险性和前列腺癌的发病率，以不断提高前列腺癌的诊断水平。

本书根据出版社策划要求，避开繁琐的传统著书模式，采用标题即为观点的鲜明模式，重点参考了近 3 年来发表的有关前列腺疾病的新理论、新知识，以及临床治疗方面的新技术、新方法的相关文献，结合自己的临床经验，本着"预防为主，早期诊断，正确治疗"的原则，重点探讨了前列腺癌的流行病学与病因学、前列腺癌的诊断与面临的困难、分子影像学新技术与前列腺癌诊断、前列腺癌治疗的进展等，突出对新知识的理解及实践的应用，加强学术交流，以期推动本专业的医学发展与进步。

在人类发展的历史中，一个人对某种疾病的认识极其有限。每一本医学书都是在前辈们研究的基础上，作者用自己的临床实践和认识去补充或证明。所谓"观点"只是笔者根据自己的临床经验对某种疾病的新信息、新技术、新观点进行整合、分析与解读，并非前沿知识的综述与讲解。医学书的意义因为读者而变得丰富多彩。愿此书对泌尿外科医生、中基层医务人员、医学生、患者及其家属有所裨益。

　　由于笔者水平有限，对新知识的理解和应用难免存在不全面和疏漏，文中不妥和错误之处望各位读者批评指正，不吝赐教！

马全福

目 录
Contents

前列腺的应用解剖与生理功能

1. 前列腺的解剖结构

任何疾病的发生发展都与解剖和生理功能失调有关，并与毗邻器官相互影响，如前列腺炎的发生与肛肠疾病、盆腔疾病、膀胱疾病、尿道疾病等多种疾病有关。所以，了解前列腺胚胎发育、解剖及生理功能对前列腺疾病诊断、治疗及预防保健均有重要意义。

（1）前列腺胚胎发育

前列腺胚胎起源于内胚层泄殖腔，在胚胎第 5 周时形成生殖索，第 6 周分化出原生殖膜，并形成尿生殖窦。卵黄囊壁内胚层的原始生殖细胞迁入生殖索内，构成原始生殖腺。胚胎第 10 周时，前列腺芽形成。胚胎第 4 个月时，前列腺芽已呈空腔状小管，迅速延长并发生分支，各组小管称为叶。小管上皮由 2 ～ 4 层低柱状、方形或多角形细胞组成，与前列腺尿道上皮相似。自小管形成纤维肌性间质，到婴儿时发育更为成熟。各叶在胎儿早期是互相分开的，随着胎儿生长而互相靠拢。出生后，随着各部分组织器官的生长发育，到成年时前列腺分叶已不太明显，但临床上描述前列腺解剖及增生部位时，仍沿用胚胎时的分叶名称，这也正是临床上对前列腺进行描述及手术的解剖学基础。

前列腺生长发育与雄激素密切相关。因此，从婴儿期至青春期，前列腺的体积增长较为缓慢，青春期后在雄激素的刺激下，体积增长速度加快。在青春期之前，纤维肌肉基质内导管系统、腺泡已经发育完好，30岁后前列腺体积稳定。

成年人前列腺分为5叶，即前叶、中叶、后叶及两侧叶。其中以两侧叶最大，位于尿道两侧，经直肠指诊可触及；两侧叶相当于前列腺的边区，内含腺管最多。前列腺中叶嵌在两侧叶之间，精阜由此发育而来。后叶形成前列腺尖部，即直肠指诊能触及的部分。但实际上两侧叶及后叶之间并无明显界限。

（2）前列腺的解剖结构

①前列腺的位置与毗邻：前列腺位于膀胱与盆底之间，腺体包绕整个尿道前列腺部，其上方，即前列腺底部，与膀胱颈部、精囊腺和输精管壶腹相接触。尿道在腺底的近前缘处穿入，后缘处有一对射精管贯穿其中。两者之间有尿道内括约肌。下方为前列腺尖部，与尿生殖膈相连，邻近尿道外括约肌。前侧靠耻骨前列腺韧带与耻骨相连，距骨联合约2 cm，其间为脂肪、疏松结缔组织及阴部静脉丛。后方紧邻直肠壶腹前壁，两者间有直肠膀

胱筋膜、精囊和输精管的一部分。侧为肛提肌（图 1-1，图 1-2）。

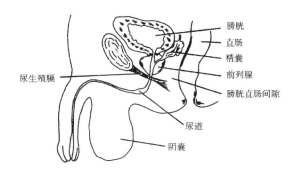

图 1-1　前列腺的位置与毗邻（矢状切面）

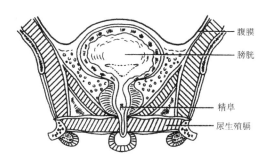

图 1-2　前列腺的位置与毗邻（冠状切面）

　　②前列腺的形态与组织结构：前列腺像个倒置的圆锥体，重 8 ～ 20g，底向上，尖向前下方，分前、后面及两侧面。在尿道前面的腺体，约占整个腺体的 1/3，尿道之后部分的腺体约占 2/3，两侧对称。底面较大，尖部较细，后面平坦，在后正线有一条纵行浅沟，称中央沟。成年男性前列腺重约 20 g，前列腺底

部的宽度约为 4 cm，前后径及上下径约 2.5 cm。

前列腺是男性生殖系统最大的腺器官，组织结构包括肌纤维和腺组织。肌纤维组织占 30%，腺组织由高柱状上皮组成，占 70%。由外向内有前列腺筋膜、纤维平滑肌包膜、腺体组织和尿道。腺体内有 16 ～ 30 个腺管，开口于后尿道精阜部位。

前列腺筋膜为一层鞘膜，是由直肠膀胱间的盆筋膜延续而成，围绕前列腺的前面及侧面，又称前列腺鞘。前列腺后面为 Denonvillier 筋膜（图 1-3）。这些筋膜均来源于腹膜向下延伸的部分，外科手术时应注意辨认，以免误入腹膜腔。前列腺纤维包膜又称前列腺固有包膜，为平滑肌和结缔组织构成，致密且坚韧，与腺体牢固黏合，手术分离较为困难。该包膜深入前列腺体实质，使腺体分叶。在前列腺筋膜与纤维包膜之间，有前列腺静脉丛，前列腺增生时腺体压迫前列腺静脉丛使膀胱黏膜充血，可出现血尿。有一些学者认为，前列腺炎之所以难治愈，是因为药物不容易透过前列腺固有包膜。

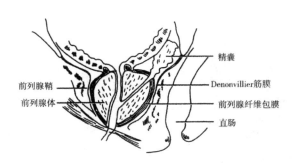

图 1-3　前列腺的组织结构

前列腺腺体组织由围绕尿道的内层腺体和外层腺体组成，分为 3 个腺区，最大的部分为周边区，其次为中央区和移行区。周边区的腺体占 70%，中央区占 25%，移行区占 5%（图 1-4，图 1-5）。

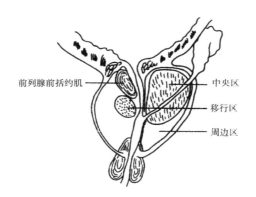

图 1-4　前列腺分区（矢状切面）

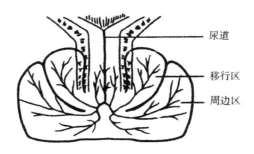

图 1-5　前列腺分区（冠状切面）

周边区在尿道的后侧面及外侧面，主要构成前列腺的尖部，形似一个漏斗包绕中央区的后侧面和外侧面。周边区在精阜平面以下，与尿道前侧的横纹肌和平滑肌鞘相连。周边区的腺导管开口于尿道前列腺部的远端。周边区是前列腺癌常见发生区域。

中央区构成前列腺底部，紧贴膀胱颈部，呈楔形包围射精管，尖部位于精阜。输精管和精囊管从上后侧穿入中央区，并在中央区内结合形成射精管。中央区的精囊腺导管开口于精阜处的尿道前列腺部。

移行区位于前列腺深部、精阜之上，前列腺前括约肌外侧，由两个独立的小叶构成，腺导管起自尿道壁后外侧邻近尿道前弯部及前列腺前括约肌下缘的隐窝处。移行区腺导管向两侧环绕前列腺前括约肌的远端，于中线处穿入前列腺前括约肌。移行区是发生前列腺增生的唯一部分。前列腺增生时，该区体积增大，并向外压迫前列腺皮质，甚至被挤成一薄层纤维腺样结构，即前列腺"外科包膜"。此外，在前列腺与精阜平面的近端，平滑肌增强，称为前列腺前括约肌，可能有防止精液逆流的作用。

（3）前列腺的血液供给

①前列腺的动脉：膀胱下动脉、痔中动脉和阴部内动脉均有分支供应前列腺，但主要是来自髂内动脉分支的膀胱下动脉，少部分来自直肠下动脉及阴部内动脉。髂内动脉的分支分别供应膀胱底部、前列腺及精囊的下后方。到达前列腺的分支又分成两大支，即尿道支和前列腺包膜支。尿道支于膀胱与前列腺交界处后外侧，相当于5点钟位和7点钟位进入前列腺，主要供应膀胱颈部及前列腺段尿道周围部分腺体。前列腺手术时，在5点钟位

及 7 点钟位先结扎经此处走行的尿道支动脉，可减少出血；前列腺包膜支于盆侧筋膜内下行，经膀胱前列腺静脉丛，沿前列腺外侧下行并发出分支至前列腺的腹侧及背侧，营养前列腺的外周部分。供应前列腺左右两半的动脉，仅在后合处有少数的分支相交叉（图 1-6）。

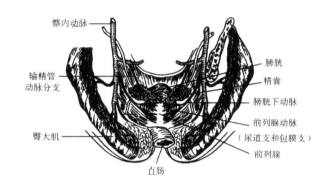

图 1-6　前列腺的动脉

②前列腺的静脉：引流前列腺的静脉在前列腺的前面及两侧形成 3 个静脉丛，即前列腺前侧静脉丛与前列腺左、右侧静脉丛。前列腺的静脉血大部分经前列腺前静脉丛、阴茎背深静脉、髂内静脉汇入下腔静脉，少数后支进入门静脉。前列腺左、右两侧的静脉丛与阴部静脉、闭孔静脉等有广泛的交通支，任何分支静脉的撕脱均可造成严重出血。因此，前列腺手术时应避开前列腺周围静脉丛。此外，前列腺静脉丛与髂骨的静脉、椎管内静脉、痔静脉丛有交通支，这可能就是前列腺癌最早向椎骨、髂骨、骶骨及肝转移的解剖基础（图 1-7）。

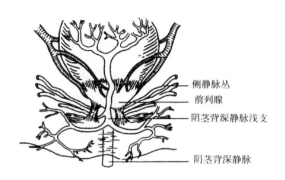

图 1-7　前列腺的静脉

③前列腺的淋巴回流：前列腺的淋巴网分布于腺体各小叶，于前列腺的前、外侧汇成前列腺淋巴网，然后由 3～4 条较大的淋巴管汇入外淋巴结及髂内淋巴结，少数与直肠、膀胱、精囊及骶前等淋巴管相通（图 1-8），如其中一个器官发生病变，可以相互影响。

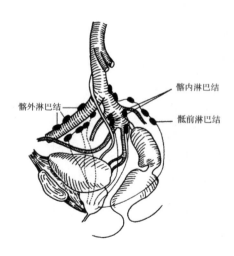

图 1-8　前列腺的淋巴

④前列腺的神经支配：前列腺的神经由骶 2 ～ 4 副交感神经发出的节神经纤维及胸 11 ～腰 2 交感神经纤维组成的盆腔神经丛。盆腔神经丛位于直肠两侧，相当于精囊顶部水平。由盆神经丛发出的分支在前列腺周围组成前列腺神经丛，呈扇形进入前列腺包膜，并包含了交感神经和副交感神经。交感神经纤维中既有胆碱能神经，又有去甲肾上腺素能神经，以控制前列腺、精囊及射精管平滑肌的收缩，促使精液排出。同时，交感神经使尿道内括约肌和前列腺前括约肌收缩，但抑制逼尿肌的收缩，使膀胱顶部、前列腺部尿道闭合，从而阻止尿液排出，在射精时则防止精液逆流。副交感神经主要刺激前列腺腺泡分泌，产生前列腺液，参与精液组成。同时，副交感神经兴奋时，逼尿肌收缩，尿道内括约肌和前列腺括约肌舒张，促使排尿。

有学者认为，前列腺内的神经纤维还存在许多神经多肽，如血管活性肠肽、神经多肽 Y、降钙素基因相关肽等，起到神经调节因子及神经递质的作用。

2. 前列腺的生理功能

前列腺的主要生理功能有解剖功能、运输功能和分泌功能，其中最主要的是分泌前列腺液的功能。

（1）解剖功能

前列腺包绕前列腺部尿道，包括尿道内括约肌，受交感神经纤维控制，当前列腺平滑肌收缩时，前列腺部尿道紧闭，防止尿液排出及精液逆流。

（2）运输功能

前列腺由肌纤维和腺体组织构成，在交感神经作用下，前列腺内平滑肌收缩，将精囊和输精管中的内容物（精囊液与精子）经射精管输入前列腺部尿道。

（3）分泌功能

前列腺液是构成精液的一部分，是精子的溶媒，使精液保持正常理化性质，并营养精子。前列腺液中含有许多生物学特性物质，如前列腺酸性磷酸酶、前列腺特异性抗原、免疫球蛋白、生长因子、离子（锌、钙、钾、氨基酸）、枸橼酸等，虽含量甚微，但在受孕过程中却起着重要作用。

前列腺特异性抗原是一种丝氨酸蛋白酶，由前列腺各区的导管及腺泡分泌。前列腺特异性抗原的主要作用可能是阻止精液液化。目前在临床称为前列腺"特异性"抗原，并作为诊断前列腺癌的重要参考指标之一。但前列腺特异性抗原有较高灵敏性，对前列腺进行任何刺激，如指压按摩、经直肠超声挤压等均可造成前列腺特异性抗原值升高，故其假阳性率较高。前列腺癌、前列腺增生及前列腺炎患者血液中前列腺特异性抗原值均可升高，应结合临床综合分析和随访观察。

锌存在于前列腺上皮细胞中，是前列腺液中重要的离子成分，其生理功能可能与生殖有关，锌在精液中与白蛋白结合，在精子表面形成保护膜，使精子进行正常新陈代谢。锌缺乏可能引起男性不育。

　　前列腺另一个重要的内分泌功能是分泌 5α- 还原酶，由前列腺细胞分泌，然后进入小叶。5α- 还原酶的主要功能是将睾丸分泌的睾酮还原成二氢睾酮，后者具有很强的生理活性。目前普遍认为，前列腺增生与二氢睾酮含量增高有关，因此，服用 5α- 还原酶抑制药可治疗前列腺增生，如非那雄胺（保列治）等。

前列腺癌的流行病学与病因学

3. 我国前列腺癌的发病率逐年升高

前列腺癌是老年男性泌尿生殖系统最常见的恶性肿瘤，发病率在美国男性癌症患者中居首位，病死率高居第 2 位。2008 年全球估计前列腺癌新发病例有 903 500 例，占男性全部肿瘤新发病例的 13.63%，位列男性恶性肿瘤的第 2 位。前列腺癌发病率的地区分布差异很大，在发达国家前列腺癌占男性新发肿瘤病例的 21.79%，已经超过肺癌和结肠癌，成为危害男性健康的第 1 位肿瘤；而在发展中国家仅占 6.98%，位居男性恶性肿瘤的第 6 位。95% 的前列腺癌发病年龄在 45 ～ 89 岁，平均年龄为 72 岁，并随着年龄的增长而增加。

目前，全球新发癌症中，肺癌占 11.6%，乳腺癌占 11.6%，结直肠癌占 10.2%，前列腺癌占 7.1%，胃癌占 5.7%。在男性新发癌症中，肺癌发病率（14.5%）和死亡率（22%）最高，其次为前列腺癌（13.5%）、结直肠癌（10.9%）、胃癌（7.2%）、肝癌（6.3%）；死亡率依次分别为肺癌（22%）、肝癌（10.2%）、胃癌（9.5%）、结直肠癌（9.0%）、前列腺癌（6.7%）。

前列腺癌发病率因地区和人种而异。1989 年的统计资料显示，发病率最高的是黑种人，其次为美国白种人，最低的为亚洲人。尽管发病率还在增长，但这种差异依然存在。1994 年，美国有 20 万例男性确诊为前列腺癌，超过了女性乳腺肿瘤，成为最常见的恶性肿瘤。这一年，有 3.8 万例男性死于前列腺癌，成为美国癌症致死原因的第 2 位，仅次于肺癌。男性在 40 岁以后，前列腺癌的发生率开始增高，然后持续呈对数增长，发病率的增长是年龄增长的 $10^8 \sim 10^9$ 倍。前列腺癌在 50 岁以下人群中是罕见的，但随年龄增长而增加。65 岁以下的美国白种人发病率为 21/10 万，但 65 岁以上发病率为 819/10 万。

我国前列腺癌发病率虽远低于欧美国家，但随着人口老龄化和人民生活水平的逐步提高，发病率呈显著上升的趋势，由 2000 年的 1.70 /10 万上升至 2011 年的 10.06 /10 万，2009 年北京、上海、广州等地的前列腺癌发病率分别达到 19.30/10 万、32.23/10 万、17.57/10 万。2015 年我国前列腺癌新发病患者约有 60 300 例，死亡的患者约有 26 600 例。我国大多数前列腺癌患者在初诊时就已经出现转移，北京、上海和广州进行的一项研究结果显示，国内新诊断的前列腺癌患者中，54% 的患者在诊断时已发生远处转移（包括骨和腹部器官转移）。发生远处转移的患者，5 年相对生存率从未转移患者的 80% 降至 30%，无进展生存时间是未转移患者的一半。2009 年广州市中心城区前列腺癌标化发病率为 12.37/10 万，远高于 2009 年全国平均水平（6.25/10 万），低于香港（24.5/10 万）、上海市（12.96/10 万），与北京市（9.22/10 万）、杭州市（9.49/10 万）接近；标化病死率为 3.56/10 万，也高于全国平均水平（2.58/10 万），低于香港（4.4/10 万）、上海市（4.97/10 万），与杭州市（3.73/10 万）、北京市（2.79/10 万）接近。2000—2011 年广州市中心城区前列腺癌发病率从 4.82/10 万上升到 18.69/10 万，增加了 2.9 倍，与全国变化趋势一致。

国外研究结果显示，前列腺癌发病率与社会经济状况有关。2010 年广东省城市居民膳食调查数据显示，20 年来城市居民日常饮食中动物性食物摄入和脂肪提供的能量上升，粮食所占比例较少，大城市尤为明显。前列腺癌发病风险在脂肪摄入量高的人群中显著增加。

4. 前列腺癌的发病与年龄、遗传、种族、地理位置等因素密切相关

现今的流行病学研究显示，前列腺癌的发病与年龄、遗传、种族和地理位置等因素密切相关。

（1）年龄因素

前列腺癌的发病率随年龄的增长而升高，50 岁以后，发病率和病死率均以近似于指数的比例升高，其升高幅度大于其他

恶性肿瘤，而且未来也可能是这种趋势。研究表明，前列腺癌患者的发病率与年龄增长呈正相关。据估计，发生前列腺癌的可能性在 39 岁以下为 1/10 000，在 40～59 岁为 1/103，而在 60～79 岁则为 1/8。在美国，前列腺癌患者的发病率 39 岁为 0.01%，40～59 岁为 2.43%，60～69 岁为 6.42%，70 岁以上为 12.49%。老年人群不仅前列腺癌发病率高，而且恶性度高，生存率低，临床表现多样化，多伴随较多基础疾病甚至同时患有多脏器肿瘤。美国有一项研究报道，在 50 岁以上男性的尸检中约有 30% 的前列腺癌，80 岁以上达 50%，因此，50 岁以上的老年男性需定期查体，做到早诊断早治疗。

前列腺癌发病的平均年龄为 66 岁，其中主要年龄区间为 65～74 岁，75 岁后前列腺癌的发病率急剧下降，但是研究结果显示死亡率是随着年龄的增长而增加的。

（2）遗传因素

疾病的家族史是前列腺癌发生发展的重要危险因素。60 岁前诊断为前列腺癌的患者，其一级亲属患前列腺癌的风险是一般人群的 4 倍。不同人种前列腺癌发生率的比较研究表明，遗传因素是前列腺癌发生发展的重要影响因子。一项对具有家族聚集性的癌症发病率的大型人群调查研究显示，前列腺癌家族性发病率为 20.2%，同期调查的乳腺癌的发病率为 13.6%，结肠癌的发病率为 12.8%。一种早期前列腺癌已证实，以正常染色体优势的形式存在于一种罕见的高危等位基因，这种遗传性前列腺癌占所有前列腺癌的 9%，以及 55 岁以下前列腺癌病例的 45%。现已知发生前列腺癌的危险性取决于前列腺癌诊断时的年龄和亲属中患前列腺癌的人数。如果一位 50 岁左右的前列腺癌患者有一个直系亲属也患有前列腺癌的话，其兄弟或父亲患前列腺癌的相对危险性就更高。研究表明，某男性的一级亲属（父亲、兄弟）患病时，危险度为 2；二级亲属（叔父、伯父）患病时，危险度为 1.7。如果一级、二级亲属均有人患前列腺癌，那么他患病的危险度将上升到 8.8。

前列腺癌家族聚集性的原因包括基因易感性、暴露于共同的环境因素或仅由发病率高偶然引起。遗传流行病学研究发现，单卵双生的孪生兄弟前列腺癌发生率是双卵双生的 5 倍，提示遗传因素在发病中占有重要地位。1996 年对前列腺癌高危家族基因组的研究首次将前列腺癌可疑位点定位于 1 号染色体长臂，称为 *HPC1* 基因座。进一步研究发现，位于 *HPC1* 基因座的 *RNASEL* 基因在部分连锁家族中出现种系突变，导致其基因产物核糖核酸分解酶表达异常，使前列腺细胞凋亡失控。然而，*RNASEL* 基因的突变仅占遗传性前列腺癌的小部分，前列腺癌发生过程中复杂的基因作用机制仍不清楚。

与其他肿瘤相似，前列腺癌的发生发展也是由调节细胞生长的基因突变积累所致，某些特征性基因的变异包括非整倍染色体、杂合性缺失、基因突变、抑瘤基因高甲基化或失活、癌基因扩增等均可能成为前列腺癌发生的分子基础。有研究指出，乳腺癌与前列腺癌的发病存在某种关系。65 岁以下的男性群体中携带人乳腺癌易感基因 2（breast cancer gene 2，BRCA2）胚系突变的个体，其前列腺癌患病风险是其他人群的 3.8 倍。65 岁以下的前列腺癌群体中 1.2% 的患者具有 *BRCA2* 基因胚系突变，*BRCA2* 突变基因可能成为筛查前列腺癌的生物学标志。

John Hopkins 大学的研究者把前列腺癌患者分为三类，即遗传性、家族性和散在性。遗传性的定义为：①在任何核心家庭之中有 3 个以上患者；②患者的父亲或母亲系的三代人中每一代均有患病；③两个系亲属都有 55 岁以下患者。新近的研究第一次以确凿的证据把主要的染色体位点定在第 1 号染色体，即 lq24 ～ 25。根据瑞典、丹麦和芬兰三国对 44 718 对双胞胎癌症发病率的统计分析，发现统计学上有典型遗传因素的最常见癌症是前列腺癌（42%），高于结肠癌（35%）和乳腺癌（27%），环境因素占前列腺癌发病机制的 58%。

前列腺癌的生长取决于细胞的增生率和死亡率之间的平衡，正常前列腺上皮的增生率和死亡率均很低，并且是平衡的，没有净生长，但当上皮细胞转化为高分化级前列腺上皮内瘤（high grade prostatic intraepithelial neoplasm，HGPIN）时，细胞的分裂增殖已超过细胞的凋亡，在前列腺癌的早期细胞增殖是因为细胞凋亡受抑制而不是因为细胞分裂增殖加快。前列腺癌前期病变和细胞中 *Cdc37* 基因表达增加，这可能是癌变开始的重要步骤。

重要基因的多态性是导致前列腺癌基因易感性的另一个原

因。研究较多的有雄激素受体、维生素 D 受体、细胞色素 P450
和 2 型 5α- 还原酶的编码基因。以 *AR* 基因为例,其第 1 个外显
子包含编码转录激活域的两个多态性三核苷酸重复序列（GAG、
GGC）。较短的 GAG 重复长度会导致 *AR* 的转录活性升高,增加
前列腺癌的患病危险。国内的研究发现,中国男性的 GAG 重复
序列的长度大于西方人群；相对于 GAG 重复长度大于中位值的
男性,GAG 重复较少者患前列腺癌的危险增加了 65%。对前列
腺癌进行全基因组研究发现,约有 100 个与前列腺癌发生风险相
关的位点。但由于前列腺癌高发于欧洲,所以以往研究大多都
是基于欧洲人群,众多风险相关位点仅有 10 个位点是基于亚洲
人群发现的。我国针对亚洲人群的全基因组研究发现 11p15.4 和
14q23.2 区域为前列腺癌新的易感基因区域,11p15.4 区域内的
PPFIBP2 基因和 14q23.2 区域内的 *FSR2* 基因在前列腺癌中有显
著差异表达。

近年来的研究发现,前列腺癌干细胞在前列腺癌的发生、发
展和转移中起着关键作用,因此前列腺癌干细胞的靶向治疗可能
是根治前列腺癌的有效途径。靶向前列腺癌干细胞治疗需首先明
确前列腺癌干细胞标志物,尤其是其特异标志物,才能更好地开
展前列腺癌根治方案的研究。目前新发现的干细胞标志物 CD44
可介导细胞黏附及信号转导；整合素在癌症的发生、浸润及转移
中发挥重要作用,且在前列腺癌中表达失控；CD166 可介导细胞
间相互作用,且在激素难治性前列腺癌中高表达,故 CD44,整

合素 α2、α6、β1，C-met 与 CD166 很可能为前列腺癌干细胞的特异标志物，并可依据其靶向杀伤前列腺癌干细胞。然而 CD133 的作用未知，ALDH1、ABGG2、SOX2 和 EZH2 不仅在前列腺癌干细胞中发挥重要作用，亦在正常前列腺干细胞中发挥重要作用，其是否可用于前列腺癌干细胞的靶向治疗，尚需深入研究。

相信在传统标志物的基础上将新发现的标志物与其联合，能更好地靶向杀伤前列腺癌干细胞，利于前列腺癌患者的早发现、早治疗、早康复。目前还需在以上方面投入更深入的研究以发挥其在前列腺癌临床治疗方面的巨大潜力，给广大前列腺癌患者一个美好的未来。免疫疗法应用于前列腺癌的治疗目前还停留在基础研究和临床研究阶段，有少量上市的免疫治疗药物，其疗效有待进一步评估。

（3）种族因素和地理位置

前列腺癌的发病具有种族差异性。在不同国家、不同种族之间前列腺癌发病率差异很大。北欧斯堪的那维亚人前列腺癌发病率高，而亚洲人的发病率很低。在相近的饮食和环境条件下，美国黑种人的前列腺癌发病率远高于白种人。与白种人相比，黑种人患晚期前列腺癌病例较多且存活率更低。5 年存活率在美国黑种人为 62%，而白种人为 72%。前列腺癌发现时越年轻死于前列腺癌的可能性越大。

以美国为例，非裔美国人前列腺癌的发病率最高。2008 年至 2012 年，非裔美国人年发病率为 214.5/10 万，拜仁和西班牙人发病率分别为 130.4/10 万和 114.5/10 万，亚裔和印第安人的发病率分别为 74/10 万和 67.1/10 万。美国前列腺癌发病率最高，每年新增前列腺癌患者 161/10 万；日本每年新增前列腺癌患者（20 ～ 50）/10 万；印度、泰国、巴基斯坦和中国每年新增前列腺癌患者（1.8 ～ 8.4）/10 万。地理位置导致的前列腺癌发病率差别可能与生活习惯、医疗条件和保健意识等因素相关。

5. 不良的生活方式可导致前列腺癌

（1）吸烟

已有研究支持吸烟是前列腺癌的危险因素，其发生机制尚不明确，可能与高水平的总睾酮和游离睾酮值、遗传变化、镉或亚硝基化合物有关。

烟草燃烧可产生 60 余种致癌物质，损伤人体正常 DNA 从而诱发体内多种肿瘤的发生，同时通过改变肿瘤细胞分子基因表达来增强肿瘤的侵袭性。吸烟影响尿路上皮癌和膀胱癌患者的预后，而对前列腺癌患者的预后少有大量数据报道。Rieken 等通过对 6538 例前列腺癌手术患者的回顾性分析显示，前列腺癌术后 28 个月内，既往吸烟组和现在吸烟组患者的生化复发风险均明显高于不吸烟组。美国纪念斯隆 - 凯特琳癌症中心的 Zelefsky 也指出，有吸烟史的前列腺癌放疗患者的远处转移、生化复发、癌症相关死亡率均高于无吸烟史者。因此，对于无论接受手术治疗还是放疗的前列腺癌患者而言，及早戒烟尤为重要。调查还发现，前列腺癌组患者的吸烟者比例远大于非前列腺癌组，体育锻炼、吃绿色蔬菜者比例小于非前列腺癌组（$P < 0.05$）。国外一些研究认为，年轻时吸烟过多可增加患前列腺癌的可能性。Hsing 等研究发现，吸烟可以使前列腺癌的相对危险度增加 $1.5 \sim 2.0$ 倍，还可能使前列腺癌向恶性程度更高的类型转化。

（2）饮酒

饮酒习惯与前列腺癌的关系是现在研究的热点之一。对于饮酒与前列腺癌的关系，有研究表明随着饮酒时间的延长及饮酒量的增加，患前列腺癌的风险升高。饮酒是前列腺癌发病的危险因素，其机制可能是前列腺上皮组织中乙醛脱氢酶活性低，而高浓度的乙醇代谢物乙醛难以被清除，促使前列腺上皮组织癌变。但也有研究表明，饮酒与前列腺癌发病无明显关联。饮酒的种类和前列腺癌发病有无关联至今没有明确结论。

有调查显示，虽然回族人群由于宗教信仰，吸烟与饮酒的比率均低于汉族，但是结果提示吸烟与饮酒不仅是汉族前列腺癌发病的危险因素，亦是回族前列腺癌发病的危险因素。

（3）镉

镉是烟草和碱性电池中的微量元素，从事电焊与电镀工作的人员长时间接触高浓度的镉，患前列腺癌的风险比普通人高。不少研究表明，镉与前列腺癌的发生有弱相关性，其作用机制可能通过锌的作用，因为许多细胞内代谢通路中要利用微量元素锌。

（4）睡眠

昼夜节律，也称为近日节律，是生物体内具有自我调节功能、与日夜交替同步的以 24 小时为周期的一种生理节律系统，受生物钟基因调控。生物钟基因在分子水平协调表达，控制和调节睡眠、觉醒、代谢、内分泌、细胞增殖分裂和凋亡及免疫等方面呈现出明显的昼夜节律。昼夜节律与肿瘤之间的关系日益受到重视。昼夜节律对肿瘤的发生、抑制相关作用的分子机制还有待进一步的研究。流行病学研究证实，昼夜节律异常或睡眠不足易导致受损 DNA 修复下降，或增加癌症风险，而睡眠与褪黑素分泌水平又具相关性。

近年来，越来越多的流行病学和遗传学数据显示，昼夜节律的破坏与病理状态相关，这些病理状态包括抑郁、睡眠紊乱、代谢综合征和肿瘤等。有研究报道，上夜班的男性会增加前列腺癌的发病风险，其机制在于褪黑素具有上调参与 DNA 修复的关键酶及清除细胞代谢产物活性氧的作用，而夜间工作破坏了昼夜节律及夜间暴露于人工光线抑制了褪黑激素的分泌，降低了褪黑素抗肿瘤增殖的总效应，从而增加了前列腺的发病风险。Sigurdardottir 等进行了一项夜间睡眠质量与前列腺癌患病率的研究，该研究纳入了 2002—2009 年 928 例冰岛男性，其中 111 例被确诊为前列腺癌，24 例为进展性前列腺癌。

通过对人体及动物的流行病学研究发现，昼夜节律紊乱会增加包括乳腺癌、卵巢癌、肺癌、胰腺癌、前列腺癌、结直肠癌、子宫内膜癌、非霍奇金淋巴瘤、骨肉瘤、白血病、头颈部鳞癌和肝癌等在内的常见恶性肿瘤发生概率。昼夜节律紊乱会促进肿瘤的发展，并与抗肿瘤治疗的不良预后及过早死亡相关。

（5）性生活和性传播疾病

性生活和性传播疾病与前列腺癌的关系尚无定论。一项研究表明，淋病、梅毒并不会增减前列腺癌发病风险。尖锐湿疣、人乳头状病毒可能会增加前列腺癌的风险。医生应该向患者介绍性传播疾病的众多风险。有研究表明，过早开始性生活和性伴侣过多会增加前列腺癌发病的风险。也有报道指出，前列腺癌发病的风险与性伴侣数量的多少无关，成年早期射精频率增加反而会降低前列腺癌发病的风险。这些观点有待进一步研究。

（6）维生素 A

维生素 A 是脂溶性维生素，对于上皮细胞的正常分化、生理生长、视觉功能及生殖功能是必需的。维生素 A 缺乏与多种肿瘤发生有关，而替补疗法能抑制实验性动物前列腺癌。至于增加维生素 A 的摄入是否增加前列腺癌的危险尚有争议。

（7）维生素 D

有资料表明前列腺癌更常见于北方国家，而靠近赤道的国家相对较少。在美国，前列腺癌病死率与紫外线辐射强度成反比，而紫外线对维生素 D 合成是必要的。在实验室内维生素 D 能引起前列腺癌细胞的高分化和减慢其生长，但这方面的实验还在进一步研究中。

（8）男性秃顶

雄激素与前列腺癌的发生有关，也与男性秃顶的发生有关，有研究报道秃顶者雄性激素水平相对较高，但是缺乏更多的研究资料来证实秃顶男性与前列腺癌发病率的关系。最近一项前瞻性临床研究认为，男性秃顶可增加前列腺癌的相对危险，达1.5倍，是临床前列腺癌的一个独立危险因子。

6. 运动锻炼与前列腺癌发病率的关系

运动锻炼的概念是指以保持和提高体质为目的的有计划、有内容安排和重复从事的身体运动，也有人认为运动锻炼是指闲暇时间的身体活动。中外医学研究证明，经常参加运动锻炼，不仅能增强体质，提高抗病能力，还能预防某些癌症的发生和减轻癌症的毒害。大量研究表明，经常性的适度体育锻炼，能够降低尚未扩散的前列腺癌患者的死亡率，改善患者生理功能，延长生存时间，提高生活质量，对前列腺癌患者康复效果明显。流行病学研究认为，全球25%的癌症发生与超重及静态生活方式有关，运动锻炼可通过多种机制改善、预防和促进患者康复，包括抗氧化、降低性激素、降低糖脂代谢激素、改善身体成分、抗炎症反应及提高免疫力等。

美国加州大学科研人员对62 000名未罹患前列腺癌的受试者跟踪研究20年，得出健康生活和饮食习惯、中强度运动锻炼能降低罹患前列腺癌的风险结论。Liu等通过合格病例对照分析发现，男性总体身体活动和罹患前列腺癌的风险显著相关，且年龄在 20 ～ 45 岁及 45 ～ 65 岁的男性个体进行身体活动时，前列腺癌发生风险会明显降低。Orsini 等针对前列腺癌发病和死亡跟踪，随访了 45 887 名男性，结果发现每天步行或骑自行车超过 30 分钟与前列腺癌的发病率降低相关。熊伟等对中国东南部地区男性人群体力活动与前列腺癌关系研究得出，体力活动和前列腺癌发病风险之间存在负相关性，进行适度体力活动有助于预防前列腺癌的发生。然而 Wiklund 等认为运动不能降低前列腺癌罹患风险，其研究结果表明，进行家庭体力活动较多的男性患前列腺癌的风险反而明显高于家庭体力活动较少者。

7. 饮食与前列腺癌的关系

有许多流行病学研究关于饮食与前列腺癌的关系。食物中的营养素包括糖类、蛋白质、脂肪、维生素及微量元素等，近年来也有学者认为，食物中的纤维素也应该属于营养素。这些营养素各自都有独特的生理功能，在代谢过程中相互联系，共同参与和调节生命活动。我们知道，营养素是构成食物的基本单位，任何一种食物不可能含有全部种类的营养素。因此，人必须每天进食多种食物，以保证获得足够的营养素，这就是合理营养。

所谓营养失调，可以理解为由于摄入食物的种类单调，引起各种营养成分的偏多或偏少，从而造成体内各种营养成分的比例不协调。近半个多世纪以来的科学研究表明，不适当的饮食习惯、不合理的营养方式是引起营养失调的重要原因。据统计，与营养失调有关系的癌症占所有癌症的 1/3，甚至接近 50%。此外，女性癌症死亡者中 50% 以上、男性癌症死亡者中 30% 以上可能与营养素失衡有关。我国北京、天津和上海三个地区的居民食物脂肪量摄入均已超过总热能 30% 以上，与此有关的癌症，如前列腺癌、结肠癌、直肠癌和乳腺癌的发病率均显著增高。因此，营养失调的表现会给健康带来不良影响，必须引起高度重视。另外，值得注意的是，根据专家长期观察和研究认为，绝大部分癌症是由不良生活习惯和外界环境导致的。

生理学家告诉我们，人体每分钟有数亿个细胞汰旧换新，而这需要借助多种营养素代谢才能顺利进行。人类的疾病多半是由于缺乏某些营养素或饮食失衡造成的，这就使癌症与饮食营养结下了不解之缘。长期的营养失调，再加上其他一些因素，癌症就有可能逐步形成。而正常细胞一旦癌变，由于其迅速、无序的生长方式，导致其需要更大、更多的营养物质，此时如若偏食、嗜食，则会加重营养失调，导致癌症的加重及体质的虚弱，丧失战胜癌症的基础。

（1）过量食用高脂食品

在许多国家的研究中，前列腺癌发病率与人均动物脂肪摄入量有高相关系数。饮食中高水平脂肪在体内、体外试验中均能刺激前列腺癌细胞，尤其是 LNCaP 细胞的增生。红色肉类中的饱和脂肪酸，以及菜籽油、豆油中的亚油酸（一种 Omega-6 多不饱和脂肪酸）均被证明能增加前列腺癌的发病率，而鱼肉及海产品中富含的鱼油是一种 Omega-3 多不饱和脂肪酸，被证明能降低前列腺癌的发病率。单不饱和脂肪酸多见于橄榄油、花生油、杏仁油，为"地中海饮食"中的主要脂肪成分，有流行病学调查证明，以此饮食为主的希腊人、西班牙人前列腺癌发病率较低。

美国国家癌症研究所发表在《美国流行病学杂志》上的一项调查结果显示，经常进食红肉会增加男性罹患前列腺癌的风险，而且进食越多风险越大。该项调查的对象是超过 17.5 万名 50 ～ 71 岁的男性，时间为 9 年，此期间内共有 10 313 人罹患前列腺癌，其中 419 人死亡。受调查对象中，有 20% 的人进食猪肉和牛肉等红肉最多，他们比进食红肉最少的人患前列腺癌的概率高出 12%，特别是患晚期前列腺癌的风险，前者比后者要高出 1/3。病因学研究提示，前列腺癌和西方生活方式相关，特别是富含脂肪、肉类和奶类的饮食。脂肪酸广泛存在于动植物油脂中，可以分为饱和脂肪酸、单不饱和脂肪酸和多不饱和脂肪酸。美国出生的亚裔人群前列腺癌的发病危险与其在美国居住的时间和饱和脂肪酸的摄入量密切相关。据报道，日本男性前列腺癌的发生率是北美洲男性的 1/30，但北美洲的日本移民在北美洲生活了一至两代后，其后裔前列腺癌病死率达到当地居民的 1/2。这一现象提示我们，饮食和环境因素可能比遗传因素在前列腺癌发生中起更重要的作用。国内的一项病例对照研究也证实，前列腺癌患者的饱和脂肪酸摄入量和脂肪热能占总热能比明显高于对照者，饱和脂肪酸过氧化过程中可产生具有致癌损伤的过氧化物，而反式脂肪酸会增加人体内低密度脂蛋白胆固醇 20% ～ 30% 的含量。反式脂肪酸主要存在于植物性奶油、马铃薯片、沙拉酱、饼干，以及薯条等煎炸食物中。欧洲和美国已经开始限制含有反式脂肪酸的食品。研究发现，参与脂肪酸过氧化的 α- 甲基酰基辅酶 A 消旋酶在前列腺癌组织中过度表达，但不存在正常前列腺组织中。另外，因为牛肉和奶制品是日常支链脂肪酸的主要来源，因此，前列腺癌患者中 AMACR 的上调可能有助于解释西方饮食和前列腺癌的相关性。此外，动物脂肪可能通过影响体内激素水平，在高温烹调加工过程中产生致癌物等途径促使前列腺癌的发生。 西方饮食富含动物脂肪、蛋白和精细糖类，而纤维素含量很少，东西方饮食习惯的差异可能是造成前列腺癌发病率差异的原因之一。

最近的研究焦点集中于脂肪及其亚成分的摄入，包括维生素 A 及维生素 D 代谢产物和植物雌激素等。到目前为止，探索饮食与前列腺癌覆盖范围最广的前瞻性研究是美国卫生执业人员的随访研究，涉及 40 ～ 75 岁的男性 47 855 例，均完成了一份有 131 项的饮食频率问卷。经过 4 年的随访，300 例发生了前列腺癌；在患前列腺癌的人群中脂肪摄入最高的前 4 位男性比脂肪摄入最低的后 4 位男性患进展性前列腺癌的危险增加 80%。但这种关系只限于进展性前列腺癌患者，初步看与动物脂肪有关，尤其是肉类，而且高脂饮食也是导致心血管病高发的主要原因。因此，我们在饮食的选择上，要多选择含蛋白质、维生素、微量元素较高的食物，避免过多摄入高脂肪饮食。

（2）过多食用油炸食物

在所有的烹饪方式中，油炸食物所带来的香、酥、脆的口感是其他烹饪方式无法获得的，然而每当看到许多摊贩用的锅又黑又黏，用不断冒着油泡的油炸着油条、鸡排或盐酥鸡等食物时，不禁让我们怀疑这些食物是否会对身体造成危害。瑞典国家食品管理局和斯德哥尔摩大学首次（2002年4月）发现，富含淀粉的薯条、饼干、面包等食物在经过高温油炸或烧烤时会生成丙烯酰胺。丙烯酰胺是一种有毒化合物，可导致细胞遗传物质 DNA 的损伤，高剂量的暴露会影响人和动物的神经系统与生殖系统，并对啮齿类动物具有一定的致癌性。国际癌症机构将丙烯酰胺列为"人类可能致癌物"。

一般而言，植物油比动物油含有更多的不饱和脂肪酸，由于不饱和脂肪酸本身较不稳定，所以当高温油炸时更容易产生一些对身体有害的物质，因此，油炸食物时，植物油并不是很好的选择。当油炸食物本身含有许多水分时，会加速油脂的裂解反应。此外，我们若选用铁作为器皿，也会加重油脂的裂解；而油炸的温度越高、时间越长，其油脂的裂解程度越严重。有学者曾经以化学物质诱发实验雌鼠患乳腺肿瘤，再将它们分成两组，于肿瘤生成的促进期分别给老鼠喂食含油炸的饲料及含新鲜油的饲料，连续喂食240天，观察比较两组的肿瘤生长情况，以了解油炸饮食是否会促进老鼠乳腺肿瘤的生长。结果发现，被喂食含油炸饲料的老鼠无论其肿瘤发生率、肿瘤的个数或是肿瘤的大小均高于对照组。

事实上，家庭中制作的油炸食物所含劣变油脂的量并不高，油脂重复使用的情形并不多见。但若是购买街头饮食店所贩卖的油炸食物，就应特别注意油炸的色泽不可太深。若发现油炸时会起许多油泡，说明油已严重变质，所炸出来的食物就算多么可口也不要购买。流行病学观察表明，长期低剂量接触丙烯酰胺会出现嗜睡、情绪和记忆改变、幻觉和震颤等症状。包括炸薯条在内的多种油炸淀粉类食品中都含有大量丙烯酰胺，如在 1000g 炸薯条中丙烯酰胺含量约为 400μg，而世界卫生组织提示每个成年人每天摄入的丙烯酰胺量不应超过 1μg。

综观上述研究，我们可以做一个推论，虽然油炸饮食不至于直接引发癌症，但是，如果我们体内已经存在致癌因子或是已有癌症发生时，常吃油炸食品则可能会促进癌症的发生或加重癌症的病情。

（3）烧焦、发霉和熏制的食品

在烧烤肉食时，食物中的油脂滴在木炭上会使木炭温度更高，产生的熏烟中就含有稠环芳香族的化合物。经过无数的动物实验证实，这些化合物的确具有致癌性，在处理不当的烟熏牛排中也可检测出许多稠环芳香族的致癌物质。日本国立癌症研究中心曾经对加热处理过的食品做过系统的调查，结果发现当烹饪的温度超过 120℃时，鱼肉中会有致癌物质出现。主要原因是鱼肉中的蛋白质加热后可生成强力的突变原物质，而当烹饪的温度达 150℃时，几乎所有含蛋白质丰富的食物，如豆类、豆腐、鱼类、鸡蛋、肉类等都有致癌物质出现。我们在烤肉时，不要选择含油量太多的肉，以避免肉中的油脂加速熏烟中致癌物质的形成，而且不要故意把肉烤得很焦后再食用，因为烤焦的部分其蛋白质已过度受热，非常容易形成致癌物质。此外，烤肉时最好不要选用鱼类，尤其是鱿鱼或鱼干，因为在高温下这些食物比其他肉类更容易产生致癌物质。因此，吃鱼肉时，尽量不要采用油炸或烧烤这两种高温的烹调方式。事实上，采用蒸、煮、炒、卤等烹调方式，其温度大多低于 90℃，在这种温度下含蛋白质的食物是不会产生致癌物质的，因此大家不用过于担心。

许多食物储存时会发霉，尤其是花生、玉米及谷类更容易被黄曲霉菌所污染，而黄曲霉菌会分泌致癌性很强的黄曲霉素，因此我们在选择食物时一定要谨慎。大多数人都吃过香肠、火腿、热狗、腊肉等食品，由于其特殊的风味，而且又易于烹饪与储存，常成为家庭必备的食物。你是否曾经想过，为什么这类食物都能保有美丽的红色或粉红色呢？主要是因为在加工这些肉类的过程中，放了硝酸盐这种保色剂，它除了能让食品有亮丽的色彩外，更重要的是能抑制肉毒杆菌的生长，使这些食品更便于储存、运送，不至于因为没有冷藏保存而造成食物中毒。事实上，在食物中加入硝酸盐对人体本身并无毒害，但添加于食物中的硝酸盐在储存、烹饪或进入人体后都可能转变成亚硝酸盐，而亚硝酸盐容易与含胺类的食物（如鱼、肉类）在胃中形成亚硝胺。亚硝胺已被证实为很强的致癌物质，所以亚硝胺进入人体内将会对健康造成极大的危害。

（4）过量摄入乳制品是前列腺癌的危险因素

乳制品的大量摄入是典型的西方生活方式，也是主要的脂肪来源，因此乳制品对前列腺癌发病风险的影响已受到广泛关注。而过量摄入乳制品是前列腺癌的危险因素，适量摄入乳制品对结肠癌可能有保护作用。乳制品中增加癌症风险的成分可能是饱和脂肪、激素和环境污染物，起保护作用的一般为维生素 D、乳糖、乳酸菌和某些不饱和脂肪酸。因此，按照《中国居民膳食指南（2016）》的推荐量（300 g/d）摄入乳制品是安全并有益的。国家也应加强对乳制品行业的管制，防止过量的激素和污染物对民众健康和行业形象产生不良影响。

乳制品和癌症的关系既与各成分的单独作用有关，也与其协同作用有关。饱和脂肪酸被视为多种癌症的危险因素，因此要求民众控制总能量摄入，均衡饮食；而不饱和脂肪酸、维生素 D、益生菌和营养强化成分等一般被视为保护性因素，蛋白质和钙质也是重要的营养来源。如部分研究显示，低脂乳制品对乳腺癌有预防效果，但对前列腺癌有促进作用，这或许是因为脂肪中不同成分的不同作用，也可能因为脂肪与其他成分的协同效应。

乳制品和癌症的关系也和个人因素有关。例如，亚洲人种的前列腺癌发病风险与钙质更为相关。生活在美国的非洲人种受困于更高程度的乳糖不耐症，乳糖的高摄入量也增加其前列腺癌和卵巢癌的发病率，这为基因多态性在乳制品与癌症关系中的作用提供了佐证。某项墨西哥西部的病例对照研究认为，乳制品是乳腺癌的危险因素，但没有排除经济、文化和种族的影响，我们可以按照中国居民膳食指南的推荐，每天摄入 300g 乳制品。

（赵　鸿　张永青　林红兰　整理）

8. 肥胖与前列腺癌的关系存在争议

（1）肥胖的诊断标准和概念

肥胖症是指体内脂肪积聚过多和（或）分布异常、体重增加，是由于遗传、饮食等因素共同作用的慢性代谢性疾病。

男性标准体重（kg）=[身高（cm）−100]×0.9，女性标准体重（kg）=[身高（cm）−100] × 0.85。正常体重以标准体重为基础，可上下浮动 10%。肥胖度 =（实际体重 − 标准体重）/标准体重 ×100%。超重：肥胖度 > 10% ~ 20%；低度肥胖：肥胖度为 20% ~ 30%；中度肥胖：肥胖度为 30% ~ 50%；重度肥胖：肥胖度为 50% ~ 100%；病态肥胖：肥胖度 > 100%。另外，也可按照体重指数（body mass index，BMI）[BMI = 体重（kg）/身高（m^2）] 来估算。

（2）肥胖和前列腺癌的发生率存在争议

肥胖与前列腺癌的关系一直存在争议，是国内外关注的热点。研究人员发现肥胖的患者前列腺癌进展的风险更高，提示在标准治疗方案下，肥胖仍可能加剧前列腺癌的恶化。在 Stephen 等对 787 例进行前列腺穿刺活检的患者的研究中发现，BMI 和前列腺体积呈正相关（$P < 0.001$），对年龄进行调整后，没有发现 BMI 和前列腺癌检出率存在统计学上的相关性（$P =0.89$），经过多因素调整以后 BMI 和前列腺癌检出率呈正相关。

研究者对 95 万例挪威男性进行随访观察发现，肥胖的男性与体重正常的男性比较，肥胖的男性发生前列腺癌的风险增加 9%。另一项纳入 13 万例瑞典建筑工人的研究也得出了相似的结论。2012 年我国学者向安莉的系统评价纳入了除上述研究外的 6 篇文献，共 3328 例病例，发现肥胖与前列腺癌的发病率之间存在正相关。前列腺癌的 Gleason 评分越高，与肥胖的相关性更加显著，BMI 和腰臀比越大的患者发生 Gleason 7 分和 Gleason 8 ～ 10 分的前列腺癌风险越大。但也有学者认为，肥胖或许不是前列腺癌的危险因素，反而可作为一种保护因素，减缓前列腺癌的进展。肥胖患者脂肪组织中的芳香化酶能使睾酮转变为雌二醇，从而导致雄性激素水平下降，而雄性激素不仅会促进前列腺癌的生长和进展，同时也负责维持前列腺上皮细胞的正常分化及癌细胞的分化。因此，肥胖所致的雄性激素降低可能在前列腺癌的不同阶段扮演不同的角色，对于早期非进展性的前列腺癌是保护因素，而对于进展后晚期前列腺癌是危险因素。Micheal Porter 等对华盛顿州某郡 753 例（平均年龄为 58 岁）罹患前列腺癌的男性 BMI 和前列腺癌的关系进行了病例对照研究，在同一地区他们随机抽取了 703 例没有前列腺癌的男性作为对照。结果 BMI 和前列腺癌呈负相关，BMI > 29 的男性罹患前列腺癌的概率最低，体重也和前列腺癌呈现负相关。肥胖男性前列腺癌发生率低可能的理论解释是脂肪将雄激素转化为雌激素，研究者同时对对照组中的 400 例男性的血清激素水平进行了测定，发现 BMI 和睾酮水平呈显著的负相关。

前列腺癌周围脂肪组织或许是影响前列腺癌进展的重要危险因素，针对前列腺癌周围脂肪组织的研究，或许能够进一步揭示前列腺癌进展的奥秘，并为前列腺癌的治疗和预防提供新的靶点治疗和诊疗思路。

（3）高 BMI 与前列腺癌风险增加有关

由于肥胖者细胞内线粒体的脂质代谢能力下降，导致氧化损伤物质积聚，为肿瘤的发生提供了条件。脂肪组织还是一个巨大的胆固醇和三酰甘油的贮藏库，胆固醇代谢产物、睾酮和雄烯二酮可通过调控雄激素受体刺激前列腺上皮和基质细胞生长。

肥胖者脂肪组织中成纤维细胞生长因子增高是肿瘤发病机制之一，大量脂肪储存导致的性腺类固醇激素水平增高在肥胖者癌症发生过程中也具有同等意义，前者作用于肿瘤的发生阶段，而后者可促进肿瘤的发展。对于高脂肪或脂肪酸摄入与前列腺癌的发病相关性研究，欧洲泌尿外科学会（European association of urology，EAU）指南仅指出大量摄入油炸食品可增加 35% 罹患前列腺癌的风险（95% *CI*：17% ～ 57%）。

极度肥胖（BMI ＞ 35）的前列腺癌术后患者的复发率是正常体重患者（BMI ＜ 18.5 ～ 24.9）前列腺癌术后复发率的 1.6 倍。肥胖作为严重影响人类健康和长寿的全球性问题，已被认为是前列腺癌的危险因素之一。到目前为止，肥胖与前列腺癌相关性的机制研究主要有以下几个方面：①胰岛素和胰岛素样生长因子 -1 相关通路。②肥胖对性激素合成和利用的影响。③脂肪因子（主要为脂联素和瘦素）的作用。

（4）肥胖和 PSA 的关系

Jay HF 等对美国南部 25 个临床医学中心 11 558 例（年龄为 40 ～ 79 岁）BMI 和 PSA 的关系进行了研究，他们发现 BMI 在 25 ～ 40 的研究对象中 BMI 和 PSA 呈正相关，并推断前列腺癌发生率和肥胖也应该呈正相关。然而目前许多的研究却并不支持这一观点，这些研究指出，随着 BMI 指数的上升，PSA 却相应降低。这些研究结果可能存在误差，而且肥胖者前列腺直肠指诊假阴性结果比 BMI 正常人群要高，故而降低了高 BMI 人群前列腺穿刺检查的机会，加之肥胖人群的前列腺较大，前列腺穿刺检测时，癌症检出率也会相应降低。因此，这些原因可能是引起 BMI 升高反而前列腺癌发生率降低的误差。高 BMI 无论对于接受前列腺癌根治手术或者放射治疗的患者都是一个不良的预后指标，在这一点上似乎各种研究基本已经达成一致。

（5）脂联素与前列腺癌的关系

脂联素在 1995 年先后被 4 个研究团队发现，并给予了不同的命名，如 AdipoQ、Acrp 30、apM1 和 GBP28。因脂联素是脂肪细胞合成并分泌的一种脂肪细胞因子，1999 年 Arita 等将它命名为脂联素，此后学术界主要以脂联素来统一命名。人体血液中脂联素含量较高，浓度可达 0.5 ～ 30μg/ml。研究表明，脂联素有抗肿瘤作用，而低脂联素血症和脂联素受体缺陷与多种恶性肿瘤相关，如乳腺癌、结肠癌、子宫内膜癌、胃癌、肝癌、肾癌、前列腺癌等，这些肿瘤部分是激素相关恶性肿瘤，其发生与肥胖密切相关。在肥胖、代谢综合征、胰岛素抵抗等病理状态下，血脂联素水平下降，脂联素受体表达减少。脂联素信号通路的激活对前列腺癌有抑制作用，而在前列腺癌中往往检测到脂联素和脂联素受体表达下降、作用减弱，这可能是肥胖促进前列腺癌发生的原因之一。

肥胖通常导致机体处于低度的系统性炎症状态，表现为 IL-6、TNF-α、CRP 等前列腺炎症标志物升高。长期的炎症环境与肿瘤形成密切相关。脂联素有胰岛素增敏、抑制局部炎症、影响血管形成等作用，这些作用间接地影响肿瘤发展。胰岛素抵抗和高胰岛素血症是肿瘤发生的重要影响因素。有临床证据显示，高胰岛素血症和胰岛素抵抗与低脂联素血症有关。

循环脂联素水平越低，患前列腺癌的风险越大，脂联素可以作为前列腺癌早期诊断的标志物深入研究。然而，Medina 等认为脂联素不能作为前列腺癌诊断标志物，因为除了高分子量脂联素外，其他形式的脂联素与前列腺癌的发生、发展无相关性，而且血脂联素水平受体质量的影响。根据 Stevens 等对 272 例前列腺癌患者的对照实验结果表明，血清脂联素水平与进展性前列腺癌（Gleason 评分＞ 7 分或 $T_3 \sim T_4$）发生风险无关，也不能用于评估前列腺癌的进展。如果脂联素缺陷是肥胖与前列腺癌之间相关性的分子机制，那针对脂联素的药物转化研究或脂联素受体激动剂的研究将有利于对前列腺癌或其他肥胖相关肿瘤制定有效的预防和治疗策略，以阻断肥胖所导致的肿瘤易感性。外界环境（饮食、运动等）对内环境中脂联素水平的影响很重要，这为我们在脂联素缺陷形成前进行干预提供了很大空间，可以通过改变生活方式或采用化学方式预防脂联素缺陷形成，进而抑制甚至防止癌症的发生和发展。

（张永青　林红兰　赵　鸿　整理）

9. 慢性前列腺炎、良性前列腺增生与前列腺癌的关系

综合国内外研究结果，前列腺癌的病因尚不清楚，可能与种族、遗传、食物、环境、性激素等有关，但与慢性前列腺炎、良性前列腺增生的关系意见尚未统一。有人报道，慢性前列腺炎是前列腺癌的高危发展因素，良性前列腺增生与前列腺癌存在一定关系。但也有人报道，良性前列腺增生或增大的前列腺可能与前

列腺癌的危险性降低有关。临床上经常能够发现慢性前列腺炎患者同时伴有良性前列腺增生，且用同类的药物治疗有效。

（1）慢性前列腺炎与前列腺癌的关系

慢性前列腺炎的起源，尽管对前列腺炎性反应浸润有充分描述，其起因尚不清楚，但已有学者提出了不同的病原体假设，包括细菌感染、尿液回流化学炎性反应、饮食因素、激素、自身免疫反应及这些因素组合的影响。没有资料证实，前列腺炎可以直接发展成为前列腺癌，但一个人可以同时患有前列腺炎、良性前列腺增生和前列腺癌三种疾病。大量研究认为，器官的慢性炎症与肿瘤关系密切，临床常见的如肝炎与肝癌、结肠炎与结肠癌、慢性胃炎与胃癌等。此外，在流行病学、病理学、病原学等方面的研究也认为，慢性前列腺炎可能促进前列腺癌的发生发展。Daniels 等对患有前列腺炎和前列腺癌病史的患者进行分析，发现慢性前列腺炎对前列腺癌的发生发展呈明显的正相关性，并且慢性前列腺炎病史是前列腺癌的危险因素，炎症刺激时间越长，患癌症的风险可能越高。观察到伴有腺上皮细胞或基质的萎缩，即为增生性炎性萎缩。研究显示，慢性前列腺炎可以导致长期受到损伤的前列腺上皮细胞发生增生性萎缩，主要发生在外周带，这与前列腺癌好发于外周带是一致的，增生性萎缩可能会发展成上皮细胞瘤变，最后转变成前列腺癌。

Maclennan 等对 177 例需要进行前列腺穿刺活检的患者进行了长达 5 年的临床随访，穿刺结果显示，177 例患者中 144 例（81%）被证实为慢性前列腺炎。144 例慢性前列腺炎的病例在之后的 5 年内接受重复性前列腺穿刺活检发现了 29 例（20.1%）前列腺癌。本研究提示慢性前列腺的慢性炎症有可能成为前列腺癌发生过程中的危险因素，尤其是对中老年患者。当然，这还需要结合 PSA 和其他检查进行随访。急性前列腺炎可导致血清 PSA 浓度升高，但病理生理机制尚未完全阐明，可能与下列因素有关：①炎症导致上皮细胞产生 PSA 增多；②细胞凋亡使 PSA 释放增多及保留 PSA 于腺管系统的正常生理屏障被破坏；③炎症导致血管通透性增强。无急性前列腺炎临床症状及体征的患者也可导致血清中 PSA 升高，前列腺癌患者穿刺活检未发现 PSA 升高可能是因亚临床型前列腺炎症所致。这类患者使用抗生素治疗后，多数患者 PSA 可降至正常水平。无临床症状的前列腺炎或前列腺癌患者，在决定行穿刺前，使用 3 周抗生素治疗后，有可能使 PSA 水平下降，但并不能因此而不进行穿刺活检。也就是说，对这部分患者，不推荐直接使用抗生素治疗。

炎性反应浸润主要由白细胞形成，其分泌的细胞因子参与基质和上皮细胞生长的旁分泌和自分泌调节。在慢性炎性反应和促炎细胞因子表达时，IL-6、IL-8、IL-15 和 IL-17 的活性如何影响良性前列腺增生和前列腺癌的发展进程，需进一步研究。前列腺炎性反应过程涉及的不同白细胞介素和生长因子表达与功能之间的关系多数对前列腺癌的发生和发展具有潜在作用。所以，慢性前列腺炎的炎性反应可能是良性前列腺增生或前列腺癌的一个诱发因素。然而，目前了解到的可能只是冰山一角，医学工作者需要进一步研究前列腺炎性反应，以提高对炎性反应浸润、前列腺基质和前列腺上皮之间相互作用机制的认识。还需澄清慢性前列腺炎的炎性反应是否是良性和恶性前列腺疾病发生的起始点，考虑到这一点，需提高对无症状前列腺炎的诊断、定义分类和量化水平，改进临床影像学对病例、炎性反应浸润、良性前列腺增生结节、肿瘤和癌前病变损伤的组织学空间分布诊断。

（2）良性前列腺增生与前列腺癌的关系

良性前列腺增生的组织学定义是前列腺上皮细胞和基质的增生。过去几年发现，慢性炎性反应是良性前列腺增生发生、发展的一个重要因素。良性前列腺增生常与主要由 T、B 淋巴细胞和巨噬细胞组成的慢性炎性反应浸润相关。Roberl 等观察到，重度、中度和无良性前列腺增生患者中慢性炎性反应的发生率分别为 79%、48% 和 20%。前列腺炎性反应程度与前列腺体积及泌尿系统症状之间的重要关系得到了证实：轻度炎性反应患者前列腺平均体积为 62ml，重度炎性反应患者前列腺平均体积为 77 ml。慢性前列腺炎可能在良性前列腺增生的发生发展中发挥重要作用的假设值得探究。炎性反应浸润 T 细胞可刺激基质和上皮细胞增殖，并由自身免疫机制维持。组织损伤和随后由慢性炎性反应引起的长期伤口重复愈合过程最终以良性前列腺增生结节的形成而告终。

良性前列腺增生与前列腺癌都依赖于雄激素，其发病率随年龄增加而增加，而雄激素的主要作用是通过雄激素受体(androgen receptor，AR）刺激和维持前列腺上皮细胞的增殖，雄激素受体属于甾体激素细胞内受体，是一种雄激素依赖性转录因子，可调节基因，使细胞增殖和分化，其生物学活性是由细胞内受体（核受体）介导的，无论睾酮还是双氢睾酮均以 AR 为有效配基而发挥作用。肽类生长因子（表皮生长因子、成纤维细胞生长因子、血小板生长因子、转化生长因子 α）、肿瘤抑制基因（*Rb*、*p21*、*p27* 等）、前列腺特异膜抗原、前列腺干细胞抗原、分化和凋亡的物质、某种物质的微量增加和减少都会对前列腺的生长和凋亡产生作用，而雄激素通过调节上述物质的表达而影响前列腺细胞的生长，雄激素和雄激素受体在前列腺细胞的生长发育过程中可能是一个复杂的网络调节系统，它们之间调节紊乱或失去正常生长调控，可能是导致前列腺癌的原因。

（3）总结

慢性前列腺炎和良性前列腺增生在前列腺癌发病中的作用、病因和发病机制，目前尚无统一认识，这三种疾病的临床表现有很多相似之处。良性前列腺增生患者出现尿频、尿急、尿痛等下尿路症状除了与腺体增生部位、大小有关外，还与慢性前列腺炎症关系密切。而前列腺癌患者也有上述症状。良性前列腺增生和前列腺癌多并发慢性前列腺炎，其并发率高达 78.3%，并且随着病情加重，慢性前列腺炎发生率逐渐增高，提示慢性前列腺炎、良性前列腺增生与前列腺癌患者在症状上有高度的相关性。其主要原因：①前列腺体积增大时，间质的增生挤压前列腺导管，导致腺管狭窄或者闭塞，前列腺液排出不畅或滞留。②前列腺导管细长弯曲，开口小，与精囊、输精管毗邻，射精管穿行于前列腺组织内与尿道成直角或斜行向上进入尿道，这样的结构导致病原菌易于进入腺体，而不利于腺体分泌物的排出和引流。③前列腺增生所致的残余尿增加了病原体感染的机会，同时，慢性前列腺炎也可加重刺激促进前列腺组织增生，尤其是纤维组织的增生。有研究表明前列腺癌和前列腺增生患者术后组织学检查发现存在炎性反应的比率高达 84% ～ 98%。

胡俊丹等应用 Meta 分析研究结果显示，慢性前列腺炎、良性前列腺增生与前列腺癌并发的相对危险度值为 4.69 及 95% CI 为 0.60 ～ 6.10（$P < 0.05$），说明慢性前列腺炎、良性前列腺增生与前列腺癌的发生存在关联。慢性前列腺炎引起组织萎缩，异常分化，可能引起癌前病变，进而导致前列腺癌的发生。

毛祖杰等比较前列腺癌与良性前列腺增生合并前列腺炎患者基质金属蛋白酶（matrix metalloproteinases，MMPs）表达的研究中选择确诊为前列腺癌患者 28 例（前列腺癌组）、良性前列腺增生合并慢性前列腺炎患者 30 例（良性前列腺增生组）。采用酶联免疫吸附测定法检测血清 MMP-2、MMP-9 和 MMP-14 水平，采用放免法检测血清前列腺特异性抗原水平，采用免疫组化法对病变组织中 MMP-2、MMP-9、MMP-14 的阳性表达率进行判定，比较两组患者基质金属蛋白酶及前列腺特异性抗原。结果显示前列腺癌组患者血清 MMP-2、MMP-9、MMP-14 和前列腺特异性抗原水平均高于良性前列腺增生组（$P < 0.05$）；前列腺癌组患者病变组织中 MMP-2、MMP-9 和 MMP-14 的阳性表达率分别为 50.0%、53.6% 和 42.9%，分别高于良性前列腺增生组的 20.0%、10.0% 和 16.7%（$P < 0.05$）。良性前列腺增生合并慢性前列腺炎属于良性前列腺病变，其在临床诊断中易与前列腺癌早期症状混淆而发生误诊，前列腺癌与良性前列腺增生合并慢性前列腺炎患者 MMPs 表达明显不同，有助于对两者做出鉴别诊断，MMPs 家族在前列腺癌中表达的变化可为发病机制的研究提供参考。MMPs 以酶原形式从细胞内分泌到细胞外，它在体外通过有机汞制剂反应才有活性，在体内可经一系列蛋白酶级联而激活。MMPs 属于消化细胞外基质和基底膜的蛋白水解酶，目前研究认为前列腺肿瘤的浸润和转移与 MMPs 的过度表达有关。MMPs 酶系中的 MMP-2、MMP-9 研究较为广泛，其中 MMP-9 能分解呼吸道和肺内的结构复合物，如细胞外基质、基底膜，可参与呼吸道和肺的重建，加强胶原质胶体中胶原细胞和 MMP-13 的溶胶原活动；MMP-2 主要降解Ⅳ、Ⅴ型胶原及明胶，与胃癌、胰腺癌等的分化转移存在密切联系。本研究对 MMP-2、MMP-9、MMP-14 进行了检测，MMP-14 主要存在于肿瘤细胞膜上，可激活前 MMP-2 并直接降解细胞外基质，目前有研究认为 MMP-14 在胃癌、喉癌、肝癌及乳腺癌中的表达具有临床意义。

慢性前列腺炎的治疗应注重改善临床症状，不管哪一种慢性前列腺炎使用抗生素都能取得一定的疗效。在良性前列腺增生患者的诊治过程中，对于增生体积不是很大，而下尿路梗阻症状明显的患者需考虑合并慢性前列腺炎的可能，应采用综合治疗措施。由于前列腺液变化有时与慢性前列腺炎的症状并不一致，在治疗时可给予抗感染治疗，以缓解症状为主，而不是单纯追求尿常规及前列腺液的正常，但是前列腺癌患者抗感染治疗无效。

10. 前列腺癌潜在的危险因素

（1）输精管结扎术

输精管结扎术可使前列腺癌危险性增加 1.2 ～ 2 倍，尤其是 35 岁以下输精管结扎的年轻男性，但这一发现仍然很有争议。即使输精管结扎术与前列腺癌的发生有关，其危险性也是很低的。美国 Siddiqui 等的一项大型前瞻性研究发现，男性输精管切除术后一定程度上增加了较高级别前列腺癌的发病风险，尤其与高级别前列腺癌、转移性前列腺癌明显相关，而与低级别或局限性前列腺癌的风险没有明显关联。

（2）射精频繁

Rider 等报道了一项由 31 925 例男性参与的射精频繁与男性罹患前列腺癌关系的前瞻性随访研究，通过询问 20 ～ 29 岁和 40 ～ 49 岁两个年龄段平均每月射精频率和上一年中的平均射精频率，然后根据报告记录计算他们一生的平均射精频率，长达 18 年的随访结果显示，3839 例男性被确诊为前列腺癌，其中 384 例死于前列腺癌；通过控制潜在干扰因素后，两个年龄段组每月射精至少 21 次的男性患前列腺癌的风险较每月射精 4 ～ 7 次的男性分别降低 19% 和 22%。

（3）包皮环切术

Pabalan 等分析了来自美国、加拿大和英国涉及 8633 例检测报告的对照研究数据显示，在消除包皮环切和前列腺癌研究结果间的各种差异后，包皮环切术后男性的前列腺癌发病风险降低近 10%，包皮环切术后患者前列腺癌发病率的降低可能与术后降低了性交感染和前列腺感染风险有关。所以，对于包皮过长、包茎的男性，性生活之前进行包皮环切术就显得尤为重要。

（4）非甾体类抗感染药

阿司匹林等非甾体类抗感染药通过抑制 COX–1 和 COX -2 通路，发挥着解热、镇痛、消炎的疗效。在抗肿瘤活性方面，有研究显示，应用阿司匹林和（或）其他非甾体类抗感染药，可以降低 13% 的前列腺癌患病风险，降低 20% 高级别前列腺癌发生率。

（5）5α– 还原酶抑制剂

作为治疗良性前列腺增生的 5α– 还原酶抑制剂，其通过抑制体内睾酮向双氢睾酮转变，进而降低前列腺内双氢睾酮的含量，达到缩小前列腺体积、改善下尿路症状的目的。既往药物预防试验显示，5α– 还原酶抑制剂预防前列腺癌存在不确定性和可能增加低级别前列腺癌向高级别转化的风险，使得美国食品和药物管理局（Food and Drug Administration，FDA）对 5α– 还原酶抑制剂在前列腺癌中的药物预防作用提出警示。目前临床常用的 5α-还原酶抑制剂是非那雄胺（保列治）。

想要避免前列腺癌的所有危险因素很难做到，因为遗传、年龄因素等是无法避免的，但是某些潜在的危险因子（如高脂饮食、镉、吸烟、饮酒等）则可以避免。

11. 对预防前列腺癌有益的食物

（1）番茄

番茄（最好是熟的或番茄酱）中的番茄红素有预防前列腺癌的作用。番茄红素是一种天然的类胡萝卜素，主要存在于新鲜的果蔬中，其中以番茄及番茄制品中含量最高，具有抗氧化损伤、抑制肿瘤细胞增殖、诱导细胞间隙连接通讯调节周期蛋白、增强机体免疫力等功能。既往的研究报道，饮食中番茄红素在预防前列腺癌方面具有一定益处，但也有分析显示番茄红素并没有显著减少前列腺增生或前列腺癌的发生率。

（2）植物固醇

其存在于植物油、谷物及豆类食物中。

（3）木脂素

属于雌激素类物质，富含木脂素的食物有芝麻、谷类（黑麦等）、南瓜、西瓜、柿子、桃、苹果、葡萄、草莓、柑橘、胡萝卜等。

（4）鱼类

尤其含脂肪较高的鱼，如三文鱼、鲭鱼、沙丁鱼、草鱼、鳟鱼、鲑鱼、金枪鱼、大马哈鱼等。

（5）大蒜

具有多种生物学效应，其大蒜素的主要成分为烯丙基硫，包括二烯丙基硫醚、二烯丙基二硫（diallyl disulfide，DADS）和二烯丙基三硫（diallyl trisulfide，DATS）。其中 DADS、DATS 被认为是潜在的广谱抗癌药，包括结肠癌、胃癌和乳腺癌等在内的多种癌症。研究表明其抗肿瘤机制可能与其抗氧化作用、调控细胞周期、抑制致癌代谢酶的激活、诱导细胞凋亡和分化、抑制新生血管生成和细胞侵袭等相关。

从大蒜中提取出来的大蒜含硫成分经济易得、应用范围广、不良反应小、无生物毒性。流行病学研究显示，长时间食用大蒜可以降低癌症的发病率，大量研究也表明大蒜及其提取物具有良好的抗癌、防癌作用。近年来从分子层面研究烯丙基硫的有效成分及其作用机制逐渐成为关注的热点，这将在癌症防治中具有广阔的应用前景。

（6）维生素、矿物质元素

长期摄入适量矿物质元素硒的男性，患前列腺癌的风险较小，如与维生素 E 合用则效果更佳。富含硒的食物有芝麻、蘑菇、黑木耳、花生油、鱼肉、牛肉、羊肉、蛋黄、乳类及动物心、肝、肾等。但维生素、矿物质元素的摄入对健康有益无害的这种观念并不完全正确，因为如果大量长期补充微量元素、维生素 A、维生素 E 和 β- 胡萝卜素远超每日生理所需要量，可能会增加死亡风险。

　　前列腺癌目前还未有确切的有效预防措施。目前的实验研究表明，常吃富含植物固醇、木脂素、番茄红素的食物，以及鱼类、石榴汁、浆果、洋葱、苹果、绿茶、普洱茶、大蒜、荷兰芹、细香葱、红酒（葡萄酒）、百里香（一种麝香草属植物）、姜黄、黄芪、党参、枸杞子、山茱萸、人参、灵芝、西洋参等能预防前列腺癌的发生，抑制前列腺癌生长。但在常吃上述食物的同时，还应少吃富含脂肪的食物，如肥肉、煎炸物、红肉等，戒烟酒、少喝咖啡。前列腺增生的患者可每日嚼食去壳的生南瓜子仁 90g，每日早、中、晚各 1 次，每次约 30g，1 周为 1 个疗程，可以起到防治前列腺增生、增进性功能的作用，并可多吃番茄以提高疗效。

（林红兰　赵　鸿　张永青　整理）

前列腺癌的诊断与面临的困难

12. 前列腺癌的主要症状与表现

在前列腺癌的早期，由于肿瘤未侵犯前列腺周围的组织结构，往往无明显的临床症状，或症状缺乏特异性，与很多疾病特别是良性前列腺增生容易混淆。随着肿瘤的不断发展，前列腺癌将会表现出多种不同的症状，归纳起来主要有三方面的症状：①膀胱出口梗阻症状；②局部浸润症状；③转移症状。

前列腺癌患者可表现为尿频、排尿困难、尿失禁、睾丸疼痛、射精痛、勃起功能障碍等，肿瘤侵及直肠者少见。当肿瘤累及输尿管、输精管、精囊、射精管等可引起输尿管肾积水、氮质血症。前列腺癌常出现全身骨转移和盆腔闭孔淋巴结转移，表现为骨痛及骨髓抑制，如出血、免疫抑制、贫血、淋巴结肿大和下肢水肿。另外，还可转移至肺、肝、肾上腺、阴茎等。当肿瘤增大至阻塞尿路时，出现与良性前列腺增生相似的膀胱颈梗阻症状，有逐渐加重的尿流缓慢、尿频、尿急、尿流中断、排尿不净、排尿困难甚至尿失禁，血尿并不常见。前列腺癌晚期出现腰痛（肿瘤侵犯膀胱直肠间隙）、腿痛（神经受压）、贫血（广泛骨转移）、下肢水肿（淋巴、静脉回流受阻）、骨痛、病理性骨折、截瘫（骨转移）、排便困难（直肠受压）、少尿、无尿、尿毒症（双侧输尿管受压），一些患者以转移症状而就医，而无前列腺原发症状。

晚期前列腺癌最先侵犯的区域是膀胱直肠间隙，这个间隙包括前列腺、精囊、输精管及输尿管下端等，常引起腰痛、睾丸痛或射精痛及血精。如肿瘤已蔓延至膀胱直肠间隙的上端，将会压迫位于此间的输尿管、精囊及射精管。单侧侵犯会导致患侧肾积水，而双侧均受影响时因双侧肾积水最终导致严重的氮质血症。单纯精囊浸润一般无明显临床症状，但是随着病变的发展，最终侵犯输尿管，会产生一系列上尿路梗阻症状。同样，病变还可能侵犯膀胱三角区，引起输尿管口的压迫，产生上尿路症状。

通常，增厚的致密坚韧的尿生殖膈和盆内筋膜限制了肿瘤向前和向下的生长蔓延，当肿瘤影响到前列腺后外侧的神经血管束时，还会导致勃起功能障碍。直肠受侵犯意味着晚期肿瘤的表现会因为肿瘤侵犯直肠前受到致密的直肠膀胱筋膜（denonvillier）的阻隔。前列腺癌容易转移到富含血管的骨骼系统，尤其以转移至低位腰椎的概率最高，以后依次为高位脊柱骨、肋骨、长骨及颅骨。1940 年，Batson 首次发现在前列腺与低位腰椎之间存在着一条"门样"（port like）静脉系统，它具有压力低、容积大，与肋间静脉、肺静脉、腔静脉及门静脉广泛交通的特点。癌细胞容易沿着静脉血流转移至脊柱，并通过各交通静脉转移至其他部位。如肿瘤向前列腺的前中部浸润（即由外周带向中央带侵犯）会引发在良性前列腺增生时常见的尿道梗阻压迫症状。当这类症状出现时，通常标志着前列腺癌已发展到相当晚期的阶段。此外，前列腺癌如侵犯尿道也会引起尿频、排尿困难等下尿路梗阻症状，会导致尿道失去弹性。如肿瘤侵犯尿道内外括约肌还会导致尿道括约肌功能丧失，发生尿失禁现象。

在前列腺癌患者中，转移很常见。约有 1/3 甚至 2/3 的患者在初次就医时就已有淋巴结转移，多发生在髂内、髂外、腰部、腹股沟等部位，可引起相应部位的淋巴结肿大及下肢肿胀。血行转移多见于骨骼系统（如骨盆、骶骨、腰椎、股骨上段等）和肺、肝、脑、肾上腺、睾丸等处。前列腺癌的转移最常波及的是盆腔、闭孔淋巴结群和全身骨骼，有时亦会侵犯其他器官，如肺、肝、肾上腺及阴茎等。Harada 等注意到在转移性前列腺癌的患者中，有 82.5% 和 81.0% 的人分别发生淋巴结转移和骨转移。同时，有肺转移和肝转移的晚期前列腺癌患者分别为 46.7% 和 30.7%。因此，在前列腺癌淋巴结、骨和肺转移之间存在着较高的相关性，例如，在发生淋巴结转移的前列腺癌患者中，83.2% 同时存在骨转移；近 94% 的肺转移患者伴发骨转移。骨转移表现为骨痛及骨髓抑制，临床上表现为出血、免疫抑制和贫血。这些都是晚期症状，平时要定期查体，早期诊断，早期治疗。

　　前列腺癌的诊断主要通过上述表现、直肠指诊检查有坚硬的肿块。有诸多指南和共识推荐直肠指检作为前列腺癌的筛查手段。无疑，直肠指检是经济、安全的检测手段，但其对于早期前列腺癌的诊断价值低，尤其是作为筛查试验时的敏感度很不理想。研究表明，经直肠指检筛查所发现的可疑前列腺癌只有 33.0% 最终被证实为临床局限性的前列腺癌。究其原因，是因为直肠指检要发现前列腺有异常必须存在可以被触及的前列腺结节，而大部分早期前列腺癌患者并不具有临床可触及的结节。此外，直肠指检的结论与筛查医生个人的经验和判断密切相关。有研究表明，单用直肠指检作为筛查手段只能发现约 2.0% 的前列腺癌患者，敏感度很低，并且其发现的 48.0% ～ 85.0% 阳性患者已经出现前列腺外侵犯，失去了早期诊治的意义。另外，以直肠指检作为筛查手段需要大量医生的大量工作，难以应用于大规模人群的筛查。在当今社会，直肠指检已经不足以单独胜任前列腺癌筛查的重任，需要结合更为精准的实验室检查才能发挥其作用。血液检查中前列腺特异性抗原高于正常值者占 70%。应采用超声、CT、磁共振成像、ECT-CT、PET-CT、前列腺穿刺活检等综合检查手段。

　　　　　　　　　　　　　　（李燕宁　张永青　林红兰　整理）

13. 前列腺癌的诊断模式

（1）我国前列腺癌早期诊断现状

目前学术界较为公认的前列腺癌早期临床诊断模式为"三阶梯"法：①通过血清前列腺特异性抗原等肿瘤标志物检查和直肠指检（digital rectal examination，DRE）发现可疑病例。②视具体情况，选择经直肠超声（transrectal ultrasonography，TRUS）、多参数磁共振扫描等影像学检查完成可疑病灶的定位诊断。③通过 TRUS 引导下的前列腺穿刺活检获得病理诊断。

我国前列腺癌早期诊断的现状，形成以下"前列腺癌筛查专家共识"：①前列腺癌筛查的目的：降低筛查人群的前列腺癌病死率且不影响筛查人群的生活质量。②前列腺癌筛查的意义：增加前列腺癌的检出率，发现早期前列腺癌。③前列腺癌筛查的方法：推荐定期进行血清前列腺特异性抗原检测；不推荐将前列腺癌抗原 3（prostate cancer antigen 3，PCA3）、p2PSA 检测、前列腺健康指数（prostate health index，PHI）、多参数磁共振扫描等检查作为前列腺癌筛查的常规手段。④前列腺癌筛查的人群：对身体状况良好，且预期寿命 10 年以上的男性开展基于 PSA 检测的前列腺癌筛查；血清 PSA 检测每 2 年进行 1 次，根据患者的年龄和身体状况决定 PSA 检测的终止时间；对前列腺癌高危人群要尽早开展血清 PSA 检测，高危人群包括：年龄＞ 50 岁的男性；年龄＞ 45 岁且有前列腺癌家族史的男性；年龄＞ 40 岁且基线 PSA ＞ 4ng/ml 的男性。

PSA 正常值：血清总 PSA ＞ 4.0ng/ml 为异常，对初次 PSA 异常者建议数周后复查。血清 PSA 受年龄和前列腺大小等因素的影响，有数据显示我国男性不同年龄段 PSA 水平分别为 40 ～ 49 岁 ≤ 2.15ng/ml，50 ～ 59 岁 ≤ 3.20ng/ml，60 ～ 69 岁 ≤ 4.10ng/ml，70 ～ 79 岁≤ 5.37ng/ml，均低于西方国家男性。

（2）转移性前列腺癌的诊断

对于新诊断且疑似转移性前列腺癌的患者，专家建议进行下列检查以明确是否存在转移，从而制定治疗方案。

1）淋巴结和远处转移情况的评估

①CT 和 MRI：CT 和 MRI 可以通过淋巴结形态和大小判断转移情况。CT 和 MRI 也能协助判断肿瘤在临近组织、器官和远处器官的转移情况。

②全身核素骨显像检查：骨骼是前列腺癌最常见的远处转移部位。局部高危的前列腺癌患者建议进行全身核素骨显像检查以明确有无远处转移。

③氟化物 PET 和 PET-CT、胆碱能 PET-CT 和 MRI：^{18}F- 氟化钠 PET 或 PET-CT 与全身核素骨显像具有类似的特异度和更优越的灵敏度。胆碱能 PET-CT 特异度高于全身核素骨显像，但灵敏度是否具有优势还不明确。磁共振弥散加权成像在高危前列腺癌患者中检测骨转移比全身核素骨显像更灵敏。值得注意的是，胆碱能 PET-CT 和磁共振弥散加权成像也可以检测腹部器官转

移，而全身核素骨显像和 ^{18}F- 氟化钠 PET-CT 仅用于检测骨转移。

④前列腺特异性膜抗原（prostate specific membrane antigen，PSMA）靶向 PET-CT：^{68}Ga 或 ^{18}F 标记的 PSMA PET-CT 比全身核素骨显像检查和常规 MRI 可更灵敏地检出微小转移灶。

2）淋巴结和远处转移检查的建议

胆碱能 PET-CT、MRI 和 PSMA 靶向 PET-CT 比传统的全身核素骨显像联合胸腹盆腔 CT、MRI 能更灵敏地检测淋巴结、骨和腹部器官转移灶，建议有条件的中心采用。尚无上述设备的中心，仍建议采用全身核素骨显像联合胸腹盆腔 CT、MRI 进行判断。

PET/MR 融合显像结合了 MRI 良好的组织分辨率和 PET 分子水平成像的优点，为临床提供结构、功能和代谢信息，这些信息的获得有助于提高患者疾病的诊断和治疗。通过提供一站式显像技术减少了患者的焦虑及有可能发生的重复扫描。多参数融合 MRI 和合适的示踪剂 PET 现象，能够在大量患者中判断其是否需要进行活检，还能够减少初检假阴性率和重复活检的次数。此外，PET/MR 融合显像便于局部病灶治疗效果的评估。PET/MR 将会成为临床上另外一种应用前景广泛的多分子显像技术。

14. 前列腺穿刺活检是诊断前列腺癌的"金标准"

（1）前列腺穿刺活检的基础内容

最早由 Ferguson（1930 年）首先尝试前列腺癌的细胞学诊断，

但因其方法原始而难以推广。直到20年后由 Soderstrom（1950年）采用细针活检技术，再于20世纪60年代应用 Franzen 装置，两者结合使细胞学诊断方法在前列腺疾病中得以推广。这种方法诊断准确率高，方法简便，基本无痛，并发症少，可在门诊进行。其适应证为前列腺有可触及的病变，如结节或弥散性增大。Val Iamcien 在100例临床上未怀疑前列腺癌的患者中常规做前列腺穿刺活检，其阳性率达14%，而临床上高度怀疑者，阳性率可达81%。为提高活检的检出率，人们想了许多办法，如在超声定位引导下穿刺、增加穿刺部位等。

1989年，Hodge 等提出的经直肠超声（transrectal ultrasonography，TRUS）引导前列腺6针穿刺活检术曾被认为是诊断前列腺癌的"金标准"。1997年，Eskew 等首先报道了经直肠超声引导13针法前列腺系统穿刺活检术诊断前列腺癌，结果显示，与标准的6针法前列腺系统穿刺活检术相比，13针法前列腺系统穿刺活检术可使前列腺癌的临床检出率提高35%。即便如此，穿刺活检仍有较高的假阴性，特别是对于未明显触及病变的隐匿性前列腺癌，用细针活检作为一种筛选方式是没有价值的。同时，由于细针穿刺活检组织较少，对不典型前列腺癌也容易造成误诊。

目前，临床上经直肠超声引导下行前列腺穿刺活检术（transrectal ultrasound-guided prostate biopsy，TRUS-Bx）已成为检测及管理前列腺癌的主要手段，是诊断前列腺癌的"金标准"。

前列腺活检的益处和风险存在的争议主要与前列腺癌的筛查和治疗密切相关。随着影像学技术的不断发展，近年来多参数MRI诊断前列腺癌的特异性及敏感性越来越高，基于多参数MRI、超声造影、超声弹性成像的靶向穿刺、融合穿刺技术的快速进展，大大提高了穿刺的阳性率，但新技术对硬件和操作技巧的要求更高，只有大型医院才能掌握，很难在基层医院实行推广。相比于其他国家，我国前列腺穿刺活检患者的特点是PSA高、前列腺体积小、Gleason评分高、阳性率低。

（2）前列腺穿刺的指征

①直肠指检（digital rectal examination，DRE）是前列腺癌最早也是最重要的检查方法，但早期的前列腺癌结节位置深、体积小不易触及，并且直肠指诊与检查者的临床经验密切相关，其结果带有很大的主观性。因此，直肠指检发现前列腺可疑结节应结合前列腺超声检查结果考虑行前列腺穿刺检查。

②前列腺特异性抗原（prostate-specific antigen，PSA）值持续升高应行前列腺穿刺检查。前列腺特异性抗原是男性前列腺上皮和尿道腺上皮分泌的一种丝氨酸蛋白酶，产生后多数随精液排走，只有少部分进入血液循环。在病理状态下，前列腺中的腺泡组织和淋巴系统间的屏障被破坏，从而导致血清中前列腺特异性抗原浓度异常升高。在前列腺的机械性损伤、前列腺炎症、腺体增大时都可以引起前列腺特异性抗原的上升。Stamey等研究证明血清前列腺特异性抗原浓度与前列腺体积成正相关，前列腺增

生组织的前列腺特异性抗原浓度与前列腺癌的前列腺特异性抗原的浓度相差 10 倍，因此，前列腺特异性抗原干扰因素较多，需动态观察。在一组 120 例行前列腺穿刺活检患者中，有 43 例（35.83%）被诊断为前列腺癌、64 例（53.33%）为良性前列腺增生、良性前列腺增生伴上皮内瘤变 12 例（10%）和前列腺炎 1 例（0.84%）。前列腺特异性抗原浓度检测结果显示 43 例前列腺癌患者中，有 39 例（32.5%）特异性抗原浓度在 4ng/ml 以上，4 例在 4ng/ml 以下；别外 77 例（64.17%）前列腺有病变但未发生癌变患者的前列腺特异性抗原浓度检测结果显示，64 例（53.33%）在 4ng/ml 以上，13 例低于 4ng/ml。所以，前列腺特异性抗原检测仅供参考。

③经直肠前列腺超声或 MRI 发现可疑病灶，任何前列腺特异性抗原值升高，需行前列腺穿刺活检。

④ 前列腺特异性抗原＞ 10ng/ml，fPSA/tPSA 可疑或前列腺特异性抗原密度值可疑。符合①和②者无论前列腺特异性抗原数值高低均需行前列腺穿刺活检。

（3）前列腺穿刺的禁忌证

①处于急性感染期、发热期。

②有严重出血倾向的疾病。

③有严重的内、外痔，肌周或直肠病变。

④处于糖尿病血糖不稳定期。

⑤处于心脏功能不全失代偿期。

⑥有高血压危象。

（4）前列腺穿刺的方法

王卫生等探讨经会阴与经直肠超声引导下行前列腺穿刺活检对前列腺癌的对比效果。选取 4 例超声引导下行前列腺穿刺活检病例，其中经会阴 12 例，经直肠 12 例。经治疗后比较两种方法对前列腺癌阳性率、穿刺并发症发生率的结果影响。经会阴超声引导下穿刺活检前列腺癌阳性率为 16.67%，发热、疼痛、血尿、尿潴留均为 8.33%。经直肠超声引导下穿刺活检前列腺癌阳性率 41.67%，并发症发热、疼痛、血尿均为 8.33%，未发生尿潴留和血便。两种方法比较，经直肠超声引导下穿刺活检前列腺癌阳性率高。因此，经直肠超声引导下穿刺活检是确诊前列腺癌的常规手段。而超声造影的补充恰恰提高了前列腺癌诊断的准确率及经直肠超声引导下穿刺活检的精准度。不仅为临床进一步诊治提供了依据，而且有良好的临床应用前景。

穿刺针数和部位：Hodge 等在 1989 年提出前列腺 6 针系统穿刺法，但只有 20%～30% 的穿刺阳性率，不推荐首次穿刺使用。前列腺体积在 30～40ml 患者，建议至少接受 8 针以上的穿刺，一般推荐 10～12 针系统穿刺作为首次前列腺穿刺策略。穿刺针数的增加不显著增加并发症的发生率。要认真测量前列腺各径线长度并计算前列腺体积，根据前列腺解剖特点分为 11 区穿刺活检，根据前列腺形态、大小及耻骨弓的影响决定每区活检点数和具体方法，确保达到饱和穿刺的目的。对于前列腺前后径

＞ 5cm 者，除前列腺尖部外，在前后径方向上分两层做穿刺活检，平均 23 针。

（5）前列腺穿刺活检术的并发症及处理

前列腺穿刺活检术给临床诊断及治疗带来方便的同时，也不可避免地给患者带来了一系列并发症，主要包括血尿、直肠出血、血精、感染、疼痛、下尿路综合征（lower urinary tract symptoms，LUTS）、勃起功能障碍（erectile dysfunction，ED）、尿潴留及死亡。陈争光等研究的 1350 例患者中有 123 例患者前列腺穿刺活检术后出现不同程度的并发症，发生率为 9.11%。研究中发生率最高的并发症为感染，发生率为 3.04%；其次为出血，发生率为 2.37%。钟婉媚等在 902 例前列腺穿刺患者中，发生血尿者 270 例（29.93%）；发生血便者 155 例（17.18%），其中直肠出血者 19 例（占血便者 12.26%）；继发感染者 46 例（5.11%），其中急性附睾炎者 4 例（占感染者 8.70%），感染者中有 1 例发生穿刺术后败血症导致横纹肌溶解及急性肾损伤；发生血管迷走神经反射者 7 例（0.78%）。

①血尿发生率为 10% ～ 84%：这可能与其术前在前列腺外周行经麻醉阻滞相关。尽管绝大多数患者都会出现一过性肉眼血尿，但只有极少数会进展为严重血尿。有研究表明，在 2080 例接受 TRUS-Bx 术的患者中，仅 3 例（0.14%）有明显肉眼血尿，一项 1000 例前列腺穿刺活检术病例中 4 例出现严重肉眼血尿；有一组接受前列腺穿刺活检术的 190 名患者中 14% 出现一过性

肉眼血尿，但只有 0.3% 进展为严重血尿。由此可见，TRUS-Bx 术后轻微的血尿较为常见，且与患者的前列腺体积、穿刺前灌肠和统计样本量有一定关系，需要住院的明显血尿病例不到 1%。

②疼痛和尿潴留：在前列腺穿刺活检过程中，根据患者身体状况及医疗条件，施行个体化疼痛治疗方案以减轻患者痛苦。穿刺术后，患者出现急性尿潴留发生率为 0.2% ～ 1.7%。

③直肠出血：前列腺穿刺术后发生率为 1.3% ～ 4.5%，穿刺针数和抗凝药物是影响直肠出血的重要因素。临床医生在行 TRUS-Bx 术前可对其进行相应调整。当发生严重的术后直肠出血时，可对患者行卧床休息、进流质饮食及输注相应的血液制品等，研究表明，通过超声引导下直肠加压的方式可使直肠出血从 17.7% 降至 1.5%，平均压迫时间约为 3 分钟。

④感染：研究表明，前列腺癌患者穿刺活检术后感染性休克发生率为 1.25% ～ 14.14%。李娟等报道在 84 例前列腺穿刺患者中，感染性休克发生率为 8.33%，发生时间为术后 12 ～ 37 小时。7 例感染性休克患者共检出病原菌 11 株，其中革兰阴性菌占 72.73%，革兰阳性菌占 27.27%。报道显示，98.2% 的患者术前预防性使用抗生素，其中以氟喹诺酮类（92.5%）最常用。针对这一病原菌，不同的应对方案也相继被发现，有人对 530 例前列腺穿刺患者术前应用聚乙烯吡咯酮碘清洗直肠，结果发现仅有 0.2% 患者引起大肠埃希菌附睾炎，有效降低了术后感染的发生率。

⑤死亡：前列腺穿刺活检术后死亡病例极为罕见，发生率约为 0.09%，且主要死因包括脓毒性休克及坏疽等。穿刺前应严格筛查基础病，如肺源性心脏病、冠心病、高血压、糖尿病等，采取必要的干预措施。5700 例穿刺患者相关研究显示，患者前列腺穿刺活检术后持续血尿或严重血尿在 0 ～ 5.2%，而短暂和轻微血尿的发生率为 36.7% ～ 100%；尿路感染的发生率为 0 ～ 1.6%，严重感染概率为 0；急性尿潴留发生率为 1.6% ～ 8.8%；然而其中一项报道显示，34 例前列腺穿刺活检术患者中有 7 例出现了急性尿潴留（20.6%），考虑可能与患者术前未常规应用 α- 受体阻滞药有关。

⑥迷走神经反射：主要表现为呕吐、心动过缓和血压下降。是因患者在穿刺时过度紧张和不适所致，出现中度或严重血管迷走神经反射为 1.4% ～ 5.3%。血管迷走神经晕厥是前列腺穿刺前或穿刺过程中易发的一种反射性晕厥，以短暂并可自行恢复的大脑供血不足和意识丧失为主要表现，临床表现为心悸、出冷汗、血压下降、全身无力继而跌倒等，出现血管迷走神经反射时的处理方式：a. 调整体位，如头低脚高位；b. 经休息、吸氧、静脉补液，以缓解相关症状。

⑦阴茎勃起功能障碍：少数患者会出现阴茎勃起功能障碍，影响患者的健康和生活质量。阴茎勃起是复杂的生理过程，受神经、血管、体液和心理的协同调节，因此，许多因素可能导致 ED 的发生，包括穿刺针数的增加、前列腺神经阻滞麻醉、疾

病侵及神经血管束、焦虑和前列腺癌的确诊。但是对于其真正影响 ED 发生的因素仍不明确。Akbal 等认为，穿刺针数大于前列腺饱和穿刺针数穿刺可能会暂时性地增加 ED 的发生率；而 Pepe 等研究发现，穿刺针数的增加并没有显著增加 ED 的发生率。

患者在穿刺后 1 个月勃起功能发生变化的原因：a. 患者在前列腺穿刺时过度紧张；b. 穿刺术后等待穿刺病理结果时产生的焦虑；c. 前列腺穿刺可能导致神经血管束直接受损或穿刺引起的水肿或血肿对神经血管束压迫；d. 前列腺穿刺可能引起的无菌性前列腺炎；e. 麻醉药对神经血管束短暂性麻醉作用；f. 少部分患者术后出现血精对患者心理的影响。患者在穿刺后 3 ~ 6 个月时逐渐恢复到穿刺前水平。

（6）前列腺重复穿刺的指征

经直肠超声引导下前列腺穿刺活检是诊断前列腺癌的标准方式，但20%～40%患者再次接受穿刺活检时会发现肿瘤的存在。另外，由于前列腺癌侵袭性在个体间的差异较大，低级别肿瘤进展缓慢甚至长期无明显的进展，只需定期随访和主动监测；而有临床意义的肿瘤进展迅速，需要尽早地接受手术或药物等积极治疗。

当第 1 次前列腺穿刺结果为阴性，但经直肠指检、复查 PSA 或其他衍生物水平提示可疑前列腺癌时，可考虑再次行前列腺穿刺。如具有以下情况则需要重复穿刺：①首次穿刺病理发现非典型性增生或高级别腺瘤，尤其是多针病理结果都发现的情况下需重复穿刺；②复查 PSA > 10ng/ml；③复查 %FPSA、PSA 密度值、DRE 或影像学异常，如 TRUS 或 MRI 检查提示可疑癌灶，可在影像融合技术下行兴趣点的靶向穿刺。

通过大样本研究发现，Gleason 评分 ≥ 7 分患者相对于低级别肿瘤，其 10 年死亡率明显升高。因此，对于初次穿刺阴性，但临床上又持续可疑为前列腺癌患者，是否需要再次行穿刺，成为泌尿外科医生迫切需要解决的问题。如再次穿刺活检确诊为无临床意义前列腺癌，则存在过度诊断和随之可能带来的过度治疗问题。如果能够针对首次穿刺阴性的患者，对再次穿刺诊断为有临床意义前列腺癌的可能性进行预测，将大大节省医疗资源，减轻患者痛苦，有效避免过度诊断和治疗。

15. 青年前列腺癌的诊断

青年前列腺癌患者往往在筛查或确诊时就已经处于肿瘤晚期。前列腺癌的发病年龄集中在中老年，青年前列腺癌的发病率非常低，高龄前列腺癌一般不推荐行根治性手术，而是以内分泌治疗为主。前列腺癌不同年龄段的划分尚无统一标准。青年前列腺癌有以 50 岁作为划分标准，亦有以 55 岁或 59 岁作为界限。高龄前列腺癌有以 70 岁或 80 岁为标准。青年前列腺癌（≤ 55 岁）患者的比例很低，但随着前列腺特异性抗原检查的普及，青年前列腺癌发病率逐年升高。有研究表明，与老年前列腺癌患者比较，青年前列腺癌患者的病因、危险因素、临床病理特点、治疗及预后等都有明显的差异。目前对前列腺癌流行病学和筛查的研究未能重点关注青年患者，中国青年前列腺癌临床病理特点及预后的研究更少。研究认为，有前列腺癌家族史的人群患病概率是正常人群的 2 ～ 3 倍，家族患病者年龄低或者多个一级亲属患病，都会增加患病概率。本研究中 2 例（9.1%）患者有前列腺癌家族病史，均为一级亲属患病，家属患病者发病年龄分别为 34 岁、70 岁，对应本研究中患者发病年龄分别为 29 岁、54 岁。这与 Kicinski 等的研究相符，即有前列腺癌家族史的人群更容易在 65 岁之前发生前列腺癌。

青年前列腺癌的患者多因为下尿路症状和 PSA 升高起病，在确诊时肿瘤分期较晚，恶性程度高，多为早发型前列腺癌，预后较差，需要采取个体化治疗的方式。目前尚无大规模的关于中国青年前列腺癌临床病理特点的研究，青年患者中早发型前列腺癌与遗传、基因突变等因素有关，如 BRCA2 突变。这些特异性基因突变的发现将可能为青年前列腺癌的诊断提供新思路、新线索，甚至能为青年前列腺癌的治疗提供新靶点。美国 SEER 数据库表明 1986 年诊断前列腺癌的中位年龄是 72 岁，然而到了 2013 年，此中位值变为 66 岁。英国从 1977 年至今，≤ 55 岁的青年前列腺癌发病率升高了 9 倍之多，而前列腺癌总体发病率只升高了 3 倍多。说明前列腺癌有年轻化的趋势，青年前列腺癌发病率较其他年龄组有大幅度的增加。美国人群中 55 岁及以下青年（≤ 55 岁）患者的发病率显著升高，约占前列腺癌新增病例的 9%。与老年病例（＞ 55 岁）相比，年轻患者的前列腺癌具有独特的生物学行为，表现为侵袭性强、进展迅速，且常常逃逸于 PSA 的早期筛查，有研究认为其应被归类于一种新的临床亚型。宋刚等报告 154 例≤ 55 岁的青年前列腺癌病理资料。该组患者平均年龄（50.9 ± 4.5）岁，40 岁以下 4 例（2.6%），40 ～ 50 岁 39 例（25.3%），50 ～ 55 岁 111 例（72.1%）。36.4%（56 例）患者就诊原因为下尿路症状（尿频、尿急、排尿困难等），直肠指诊可触及不规则硬结者 48 例（31.2%），所有病例均经前列腺穿刺或根治手术病理证实为前列腺癌。Salinas 等认为，青年前列腺癌具有独特的生物学行为和预后，应被归类于一种新的临床亚型。目前对于青年前列腺癌的易感基因位点与分子分型的研究，对临床早期诊断及靶向治疗具有十分重要的意义。

不同年龄段前列腺癌 Gleason 评分有差异，青年组与高龄组的 Gleason 主要或次要评分出现 5 分的比例明显高于 55 ～ 75 岁组，应予以重视。青年前列腺癌发病率逐年升高的主要原因之一是大规模 PSA 筛查的普及，然而 PSA 筛查结果会因不同个体间前列腺癌病程的差异而受到影响。与病程进展较快的前列腺癌（如早发型前列腺癌）相比，PSA 筛查工作更倾向于检测出病程进展相对较慢的恶性程度较低的前列腺癌患者。所以，对于病情进展快、病程较短的青年前列腺癌患者，往往在筛查或确诊时就已经处于肿瘤晚期。王跃等研究 28 例青年前列腺癌，认为年轻患者的前列腺癌进展迅速，术前游离 PSA 水平和 Gleason 评分与前列腺癌进展关系密切；与老年患者相比，年轻患者的总生存期显著降低，且手术后更容易出现尿失禁。手术后 PSA 水平异常是影响年轻前列腺癌患者预后的不良因素。年轻前列腺癌患者，尤其是有家族史的人群，可能从易感基因位点及分子分型的研究中获益。

青年前列腺癌（≤ 55 岁）其中一部分可能为早发型前列腺癌。单纯 PSA 升高、直肠指诊或影像学无异常发现的前列腺癌（即 T_{1c} 期）与 PSA 升高、有临床症状或影像学异常的前列腺癌有着巨大的不同。前者可能分级不高，预后较好；后者则反之。然而，国外相关研究表明高龄前列腺癌恶性程度较高，青年前列腺癌的恶性程度偏低，预后较好。在前列腺癌预后模型评分系统中，< 50 岁作为一个预后指标，提示患者预后较好。Kinnear 等研究显示澳大利亚青年前列腺癌相较于老年前列腺癌具有恶性程度较低的临床病理特点。Parker 及 Becker 等也发现欧美人群青年前列腺癌的分级分期较低，预后较好。但也有研究表明，青年前列腺癌预后较差。我国已有研究报道青年前列腺癌患者分期较晚、恶性度较高。

16. 应高度警惕良性前列腺增生术后偶发前列腺癌

前列腺切除术中前列腺偶发癌检出率较高，老年、临床分期、血清 PSA 水平及其淋巴结转移是影响前列腺切除术中前列腺偶发癌预后的危险因子。在对良性前列腺增生症患者进行治疗时，应针对高危人群高度警惕前列腺偶发癌，做到早发现、早诊断、早治疗。

（1）偶发前列腺癌的定义与发病率

偶发前列腺癌是指临床以良性前列腺疾病（主要为良性前列腺增生）为诊断，而行前列腺摘除术或经尿道前列腺电切术后，在切除的前列腺组织中经病理检查意外发现的前列腺癌。世界卫生组织描述偶发前列腺癌：在术前未被怀疑恶性，手术标本中发现有病变。约有 10% 被认为是良性前列腺增生的患者，术后发现偶发癌。既往认为我国前列腺癌发生率较低。近年随着人口寿命的延长和诊断技术水平的提高，发生率有明显增高，并且在临床上越来越受到学者们的重视。

1986 年，Schwartz 报告良性前列腺增生术后前列腺癌的发生率约为 5%，而之后 Kearse 等报告因良性病变切除前列腺后，平均随访 10 年，前列腺癌的发病率为 7.8%。国内报道因前列腺癌就诊的患者中，4.9% ～ 6.7% 有良性前列腺增生症手术史。近年类似文献报道逐渐增多，与前列腺癌的发病率升高及人群重视程度增加有关。

（2）偶发前列腺癌的发病原因

良性前列腺增生和前列腺癌有相似的内分泌发生学和环境影响基础，老龄和雄激素是两个必备的因素，两种疾病虽在同一个腺体中发生，却是截然不同的两种疾病，其性质和预后也截然不同。解剖学上前列腺分为外周区、中央区和移行区 3 个部分，良性前列腺增生主要发生在前列腺的移行区，而 75.0% ～ 80.0% 的前列腺癌起源于外周区，由于前列腺移行区为良性前列腺增生好发部位，外周区为肿瘤多发部位，增生的前列腺腺体将周边区向外推压形成外科包膜，良性前列腺增生手术治疗只是切除了增生的移行组织，而前列腺外周区仍然存在。因此从前列腺的解剖学基础分析，在良性前列腺增生行前列腺切除术后发生前列腺癌是完全可能的，无论是前列腺开放剜除手术还是经尿道前列腺电切手术，也不能预防或降低前列腺癌的发病。

包高娃等探讨良性前列腺增生电切术后碎块组织标本的病理检查方法及免疫组化染色在诊断可疑前列腺癌病例中的作用，警惕良性前列腺增生中的前列腺癌，以免漏诊。774 例临床送检良性前列腺增生经尿道电切术标本，发现恶性病例 18 例，其中 17 例为前列腺癌（2.2%），Gleason 计分为 1 ～ 3 级，1 例为结肠癌侵及前列腺。经常规 HE 染色后直接能诊断为前列腺癌的有 11 例，可疑病例 39 例。39 例可疑病例经免疫组化染色后，其中 6 例诊断为前列腺癌，1 例诊断为结肠癌侵及前列腺；相关免疫标记在前列腺癌中的表达 CK34βE12 在腺泡基底细胞胞浆中特异性着色，P63 在腺泡基底细胞核上特异性着色，P504s 在前列腺癌中癌细胞胞浆中呈阳性表达，Ki-67 在前列腺癌中癌细胞胞核中阳性表达。良性前列腺增生电切术后碎块组织中可能存在前列腺癌，免疫组化染色在可疑病例中的诊断具有重要的作用。

良性前列腺增生伴有慢性炎症可导致手术困难及术后愈合缓

慢。有学者认为手术创伤和慢性感染可能是良性前列腺增生术后近期发生前列腺癌的诱因，两者都可能刺激良性前列腺增生术后留存的外周区"二次增生"，两者同样可能刺激残留的腺体增生恶变。患者开放手术时发现前列腺部炎症、界限不清，致使剜除困难，术后恢复较慢，手术效果也差，这些因素可能是良性前列腺增生术后发生前列腺癌的原因之一。

偶发前列腺癌是较常见的泌尿外科常见肿瘤之一。癌症的发现不仅意味着良性前列腺增生患者手术方案要临时改变，而且出院后后期处理方案亦不同。

（3）偶发前列腺癌的临床特征及预后

陆超等分析良性前列腺增生术后发生前列腺癌的临床特征及预后，以提高对良性前列腺增生切除术后发现前列腺癌的认识。分析收治的 13 例因良性前列腺增生行前列腺切除术后发生前列腺癌患者资料。前列腺癌患者年龄 74 ～ 85 岁，平均 81.3 岁，诊断前列腺癌距前列腺增生手术时间 4 个月至 21 年，平均 4.6 年。良性前列腺增生手术前资料：3 例未行前列腺特异性抗原检查，10 例行 PSA 检查，其中 2 例正常，7 例为 4 ～ 10ng/ml，1 例异常升高；5 例行耻骨上经膀胱前列腺摘除术，8 例行经尿道前列腺切除术。术后再次就诊时的主要症状：8 例为排尿困难，2 例为肉眼血尿，2 例为排尿困难伴有肉眼血尿，1 例无症状，在随访时发现 PSA 异常。肛指检查 2 例为良性前列腺增生，11 例扪及硬结怀疑前列腺癌。B 超检查 6 例诊断良性前列腺增生，7 例怀疑前列腺癌。PSA 均异常升高。病理诊断均为前列腺癌，其中 1 例行 TURP 获得病理确诊，12 例行经直肠前列腺穿刺获得病理确诊。所有患者均接受内分泌治疗，其中 8 例行手术去势 + 抗雄激素药物治疗，3 例行药物去势 + 抗雄激素药物治疗，1 例仅手术去势，未服抗雄激素药物，1 例仅服抗雄激素药物，未去势治疗。3 例行内分泌治疗外，再行 TURP 术。1 例 3 年后失访，12 例得到随访。1 年、3 年、5 年生存率分别为 100%（13/13）、76%（10/13）和 50%（6/12）。死亡 6 例中 3 例为前列腺癌相关死亡，3 例为非前列腺癌死亡。良性前列腺增生与前列腺癌的起病部位不同，良性前列腺增生切除术后仍可能发生前列腺癌，术后应定期随诊，及早发现并治疗良性前列腺增生术后的前列腺癌，高龄患者前列腺癌发病缓慢。

国外文献报道良性前列腺增生术中偶发前列腺癌的检出率为 6% ～ 8%，国内报道检出率为 2.3% ～ 4.9%。王宁华等研究发现，入组的 4387 例前列腺增生症手术患者中检查出 375 例（8.55%）前列腺偶发癌。

一般来说，癌细胞分化越差，肿瘤的恶性程度就越高，预后越差。前列腺癌 Gleason 评分中最低为 2 分，最高为 10 分，评分为 2 ～ 4 分的说明肿瘤分化程度高，恶性度较低；5 ～ 6 分肿瘤分化程度中等，肿瘤为中度恶性；7 ～ 10 分肿瘤分化程度低，肿瘤恶性程度高。本研究所得数据也再次证实上述理论，前列腺偶发癌分化程度越低，Gleason 评分越高，预后越差。

年龄对前列腺偶发癌患者预后的影响与老年人特有的身体状态有关，老年患者多伴有高血压、糖尿病等慢性疾病，而且随着年龄的增长，机体抵抗力逐渐减弱，耐受大手术的风险较大，导致预后效果不理想。而且高龄前列腺增生患者检出偶发癌的分期一般较低龄前列腺增生患者高，病灶更多。T_{1a} 期为前列腺切除标本中偶然检出前列腺癌，病灶较小，体积＜5%，分化程度高，Gleason 评分≤ 4 分；T_{1b} 期为前列腺切除标本中偶然检出前列腺癌，病灶数目＞ 3 处，体积＞ 5 %，Gleason 评分＞ 4 分。林艳君等经过研究认为，T_{1a} 期肿瘤的侵袭性比 T_{1b} 期肿瘤低，且预后明显优于 T_{1b} 期患者。因为 T_{1b} 期容易发生转移或进一步进展，危险性较高。

17. 前列腺癌的 Gleason 病理分级评分标准

（1）前列腺癌的病理分级主要有 5 种方案，分别是 Gleason、WHO、Bocking、MD.Anderson 和 Mayo 系统分级。目前临床上采用的是 1966 年提出的 Gleason 前列腺癌病理分级评分标准。Gleason 前列腺癌病理分级评分标准于 1974 年、1977 年、2005 年、2017 年等多次修订，每次修订均依据大量前列腺癌患者随访的临床资料，既往 Gleason 前列腺癌病理分级发现与患者死亡率呈现准确的关联。

Gleason 评分是目前临床上评价前列腺癌生物学特性与疗效预测的重要指标。Gleason 评分是通过有创的前列腺穿刺活检获得病灶组织，然后在显微镜下观察其组织学表现的评分。Gleason 评分是决定前列腺癌患者治疗和预后最有说服力的病理因素。Gleason 评分最近修订于 2014 年国际泌尿病理协会专家共识会议，2014 预后分组系统主要是基于一项 5 个大的综合性医学机构的 20 845 个根治切除的前列腺标本，平均随访 3 年的大型研究，以无前列腺特异性抗原生物学进展为基准，将前列腺癌分成 5 个具有明显区别的组别进行研究。

（2）Gleason 分级评分是基于低倍镜下前列腺癌的形态结构、腺体结构和浸润程度，可分为 1 ～ 5 级（1 级 =1 分，每递升 1 级增加 1 分，5 级 =5 分），其中 3、4、5 级又可分次级（3a、3b、3c、4a、4b、5a、5b）。1 级为分化程度很高，2 级为分化程度高，3 级为分化程度中等，4 级为分化程度低，5 级为分化程度很低（未分化）。因为主、次结构均影响预后，所以又有联合分级。联合分级与患者的预后密切相关，一般情况下，高分化相当于联合分级 2 ～ 4 级，中分化相当于联合分级 5 ～ 7 级，低分化相当于联合分级 8 ～ 10 级。

（3）前列腺癌组织学类型：仅对腺癌成分进行 Gleason 评分，有腺鳞癌、腺癌伴神经内分泌分化。不伴随浸润癌的导管内癌不进行 Gleason 评分。Gleason 评分不适合于下列癌症，如小细胞神经内分泌癌、大细胞神经内分泌癌、高分化神经内分泌肿瘤、基底细胞癌、鳞状细胞癌和尿路上皮癌。

（4）2014 年前列腺癌 Gleason 分级评分的形态学标准和变

化：① Gleason 1 级和 2 级：大多数可能是腺病、不典型样增生或者部分性萎缩。② Gleason 3 级：组织学表现为单个的癌性腺体；腺体轮廓可允许出现分支状腺体，但无腺体融合；腺腔轮廓完整，可允许出现不规则腺腔。③ Gleason 4 级：4 级的前列腺癌需要在 10 倍物镜下观察，其组织学表现为筛状腺体、具有肾小球样结构改变的腺体、腺腔融合的腺体以及腺腔结构不完整的腺体，或看不见腺腔的腺体。⑤ Gleason 5 级：5 级的前列腺腺癌组织学包括实性细胞巢、实性成片生长、单个或索条状细胞及筛状腺体伴随有明确的肿瘤性坏死。5 级的前列腺癌在穿刺活检标本中常常被低诊断或诊断不足。小的实性细胞柱，以及中到大的实性细胞巢伴有散在的菊形团样腔隙的结构也应分级为 Gleason 5 级。

前列腺癌 Gleason 分级评分还有一些特殊情况，临床医生需要向病理科医生详细询问和了解。有研究结果认为，少数患者前列腺体积越大，手术后 Gleason 分级评分升级的可能性越小。

（5）Gleason 分级评分与影像学的关系：研究表明，影像学检查与 Gleason 分级评分有一定相关性，对于在无条件下预测前列腺癌的生物学行为有一定的帮助。当穿刺出现假阴性结果时，影像学检查可以提供正确有力的证据。前列腺癌的生物学行为还包括肿瘤的浸润、淋巴结转移、远处转移病灶等，Gleason 分级评分均无法评估，而行影像学检查具有独到的优势，能够同时显示肿瘤的原发灶和转移灶。当然，影像学也存在假阴性或假阳性结果。将 Gleason 分级评分和影像学检查有机结合分析，可以对患者早期诊断、治疗、预后判断和随访提供更有价值的参考。

① Gleason 分级评分与单光子发射型计算机断层显像（single photon emissions computed tomography，SPECT）骨显像。SPECT 骨显像不能直接显示前列腺癌组织，也不能直接用于预测前列腺癌的 Gleason 分级评分，但是 Gleason 分级评分高的前列腺癌 SPECT 骨显像阳性率会更高。所以 SPECT 骨显像是筛查前列腺癌骨转移的常用方法，其灵敏度较高，一般比 X 线平片提前 3 ~ 6 个月甚至更早发现骨骼病变，且一次探测全身使患者免去多个局部照射，可以减少患者辐射吸收剂量。

② Gleason 分级评分与正电子发射型计算机断层显像 - 计算机断层显像（positron emission tomography-computer tomography，PET-CT）。PET-CT 的临床应用是核医学发展的一个重要里程碑。PET-CT 完美地实现了功能代谢显像和解剖影像的同机融合，提高了诊断的灵敏度和精确度。Brow 等报道在前列腺肿瘤 Gleason 评分 ≥ 7 分时与良性病变之间的最大标准化摄取值（maximal standard uptake value，SUVmax）有显著区别。还有研究报道，PET-CT 检查灵敏度不如磁共振，但是 PET-CT 检测前列腺癌高 Gleason 评分（8 分和 9 分）及体积较大的肿瘤的特异性比磁共振高，有一定优势。所以 PET-CT 提高了前列腺癌的诊断及分期的特异性和准确性，可以为临床医生制定治疗方案提供可靠依

据，从而优化治疗方案。

③ Gleason 评分与磁共振成像（magnetic resonance imaging，MRI）的关系。MRI 检查发现，随着前列腺癌 Gleason 评分升高，前列腺癌区 Ktrans 值也随之升高，提示 Ktrans 值可以为临床医生治疗决策提供有力的影像学依据。另外，可以利用 Ktrans 值指导穿刺部位，进一步提高穿刺阳性率及 Gleason 分级的准确性。Ktrans 值可以用于评价前列腺癌的分级和预后。

④ Gleason 评分与超声影像学的关系。超声造影技术可以有效显示实质器官的微循环状态。不同 Gleason 分值的前列腺癌的好发部位、前列腺动静脉分布及前列腺癌组织内的微血管密度、微血管结构、微血管几何形态和分布特征均使前列腺造影存在差异。Bono 等研究发现，不同 Gleason 分值的前列腺癌组织内的微血管密度存在差异。Gleason 评分 2～4 分的前列腺癌组织内的微血管密度较低，Gleason 评分 5～6 分的前列腺癌组织内的微血管密度中有 50% 患者增高，而且 Gleason 评分值越高的前列腺癌，其前列腺癌组织内的微血管密度越高。所以，前列腺癌组织内微血管密度的增加与肿瘤的分级、转移和预后存在相关性。

分子影像学新技术与前列腺癌诊断

18. 越来越多的前列腺癌生物标志物被发现

（1）血清前列腺特异性抗原

研究显示，前列腺癌可导致前列腺组织屏障系统被破坏，当屏障系统受损后，前列腺特异性抗原会进入血循环导致前列腺特异性抗原水平上升，这提示前列腺特异性抗原可能与前列腺癌发病存在关联，这可能对前列腺癌诊断具有重要意义。但李林等研究显示，前列腺特异性抗原在肛腺、乳腺癌、母奶、血液内均有发现，这说明血清前列腺特异性抗原作为前列腺癌的筛查工具并不具有特异性，但前列腺特异性抗原连续检测能用于前列腺癌诊断中，当以 16.584 ng/ml 为临界值时，诊断的敏感度、特异度较高。此外，王跃等证实前列腺癌患者术后前列腺特异性抗原异常对预后影响非常大，提示前列腺特异性抗原水平与患者预后密切相关。一般人认为，前列腺特异性抗原的分泌量与前列腺体积有关。Stamey 等根据 BPH 患者术前与术后血清前列腺特异性抗原的差值及经尿道前列腺切除术切除增生的前列腺组织体积，计算出每增生 1g 前列腺组织使血清前列腺特异性抗原升高 0.2ng/ml（Pros-Check 法）。Oesterling 等对 471 例无前列腺癌迹象的 40 ～ 79 岁男性进行检查发现，血清前列腺特异性抗原浓度不仅同患者前列腺体积相关，还与患者年龄相关，而且患者前列腺体积也与患者年龄相关。这些数据说明，在良性状态下，血清前列腺特异性抗原水平是随年龄增长及前列腺体积增大而上升的。当然，仅以此来解释老年前列腺特异性抗原增高的原因是不够的，实际上大多数老年人血清前列腺特异性抗原都有所升高，且常伴有临床症状不明显的前列腺炎、前列腺局部缺血或梗阻，但未检出前列腺癌。另一种情形即前列腺癌及其他一些前列腺疾病时，前列腺腺体结构发生病理改变，正常上皮的血屏障被破坏，前列腺特异性抗原可从前列腺腺泡扩散进入基质，并通过淋巴管、毛细血管进入血液循环系统。夏同礼等报道 24 例前列腺癌中 G3（Mostofi 分级标准）癌血清中前列腺特异性抗原明显高于 G1 癌和 G2 癌；弥散型前列腺癌（C、D 期）（Whitmore 分期标准）血清前列腺特异性抗原明显高于局限型前列腺癌（A、B 期）。

前列腺特异性抗原主要通过前列腺生成，其能将男性精液内含的凝胶蛋白裂解，提高精子活力。姜亮认为血清前列腺特异性抗原增高受多种因素影响，常见因素为侵袭性疾病、机械损伤，其中侵袭性疾病以前列腺癌居多见。此外，肿瘤恶性程度也会对血清前列腺特异性抗原水平有影响。周泽旺等发现，前列腺癌恶性程度越高，血清前列腺特异性抗原水平也越高，提示其可能在评估恶性程度上也有一定价值。据报道，前列腺特异性抗原主要以结合态及游离态两种形式存在，临床通常检测的 PSA 即为血清总前列腺特异性抗原（total prostate specific antigen，tPSA）。血清游离前列腺特异性抗原（free prostate specific antigen，fPSA）与结合态前列腺特异性抗原在良性前列腺增生、炎症及发生肿瘤时均可升高，但在前列腺癌患者体内结合态 PSA 升高速度明显快于 fPSA，即 fPSA 在 tPSA 中所占比例显著降低。因此，fPSA/tPSA 可作为前列腺癌诊断的参考指标之一，对前列腺癌诊断的临床意义较单纯检测 tPSA 更大。

来自日本的一项对 8086 例前列腺特异性抗原＜ 1.0ng/ml 疑诊前列腺癌患者进行了 12 年的随访，结果显示 28 例（0.35%）诊断为前列腺癌，对前列腺特异性抗原进行分层分析发现，前列腺特异性抗原为 0 ～ 0.6 ng/ml 组的前列腺癌检出率显著低于前列腺特异性抗原为 0.7 ～ 1.0 ng/ml 组（$P < 0.05$），因此，建议前列腺特异性抗原为 0 ～ 0.6ng/ml 的患者每 10 年行 1 次 PSA 检查。另一项法国类似的研究结果显示，对于前列腺特异性抗原＜ 1ng/ml 且一级亲属患前列腺癌的患者，建议每 5 年进行 1 次前列腺特异性抗原检查。美国癌症协会认为，将前列腺特异性抗原和经直肠指诊检查广泛应用于 50 岁以上所有男性的筛查能提高前列腺癌患者预期生存期 10 年以上。在美国，50 岁以上男性

每年检查 1 次前列腺特异性抗原已经成为主动行为。前列腺癌若早期发现，大部分可以行根治手术，预后良好。

目前研究倾向于以血清前列腺特异性抗原值的变化评估前列腺癌复发或进展的程度。然而血清前列腺特异性抗原是一种器官特异性物质而非肿瘤特异性标志物，且有研究表明，在正常男性人群中，非那雄胺对血清前列腺特异性抗原有持续不变的影响，但在前列腺癌患者中，无论是否采用非那雄胺治疗，血清前列腺特异性抗原值的增加速度都相当迅速。因此，在判断个体血清前列腺特异性抗原值是否正常时，应考虑长期服用非那雄胺的影响。另外，由于血清前列腺特异性抗原是一个精确而灵敏的指标，许多有关的临床检查项目都可能会影响血清前列腺特异性抗原水平，如直肠指诊、前列腺按摩、膀胱镜检查、经直肠超声检查和前列腺穿刺活检等。此外，一些治疗方法，如内分泌治疗也可影响前列腺特异性抗原水平。

（2）前列腺癌抗原 3

随着基因芯片和新一代测序技术的发展，越来越多的前列腺癌生物标志物被发现，用于诊断早期前列腺癌，并对前列腺癌恶性程度进行分层，评估根治性前列腺切除术预后及预测对药物的反应。前列腺癌抗原 3（prostate cancer antigen 3，PCA3）和前列腺健康指数（prostate health index，PHI）在国外已经批准用于临床，但多数指标处于试验研究阶段，是否适用于临床及其有效性需要大样本多中心研究验证。

PCA3 是人类 9 号染色体上一段长链非编码 RNA（lncRNA），与前列腺癌的发生、发展密切相关。研究发现，PCA3 具有组织特异性，在前列腺癌中高表达，正常前列腺组织中低表达，而其他器官中不表达。PCA3 在前列腺癌患者的组织、血液、尿液中均可被检测到。Huang 等通过前列腺穿刺获取组织并检测出组织中 PCA3 水平高于良性前列腺增生组织。Hendriks 等发现前列腺癌患者尿 PCA3 水平明显高于非肿瘤患者，经直肠指诊后再次取两组患者尿液，差异更加明显，这表明尿 PCA3 的检测对前列腺癌的诊断有着重要意义。刘妍等通过 Meta 分析发现尿液 PCA3 评分在诊断前列腺癌及预测前列腺穿刺结果的总敏感性为 63%，特异性为 70%，尿液 PCA3 评分在诊断前列腺癌中效能较高，是一种新的非侵袭性的预测前列腺穿刺结果的重要检测手段。因此，PCA3 可以更高效地诊断前列腺癌，避免不必要的前列腺穿刺和过度治疗。

（3）前列腺健康指数

前列腺特异性抗原筛查显著提高了前列腺癌的早期诊断率，但由于 PSA 的肿瘤特异性不高，近年来前列腺特异性抗原同源异构体 2（PSA isoform 2，p2PSA）及其衍生物和前列腺健康指数逐渐受到关注。研究结果表明，p2PSA 和 PHI 与前列腺癌和高分级前列腺癌（Gleason 评分 $\geqslant$ 7 分）相关，特别是对于 tPSA 为 4 ~ 10ng/ml 的人群而言，PHI 诊断前列腺癌的效力优于 tPSA。Heidegger 等发现在前列腺癌患者确诊 4 年前，血 p2PSA 已明显高于前列腺增生患者，是理想的前列腺癌早期诊断的标记物。p2PSA 衍生指标（Hp2PSA）和前列腺健康指数在前列腺癌的诊断中具有更高的特异度和准确度。Ng 等在亚洲人群中进行的研究结果显示，PHI 比其他指标具有更高的前列腺癌诊断特异性。

p2PSA 和 PHI 的使用说明书提示，PHI 的预期适用范围为：≥ 50 岁的男性、tPSA 为 4 ～ 10 ng/ml、直肠指检阴性、癌症诊断要求进行前列腺活检。因此，我们对满足这一部分条件的研究对象进行了亚组分析，结果显示，与美国类似研究的结果比较，PHI ＜ 27、PHI=27 ～ 36、PHI=36 ～ 55 时，中国男性罹患前列腺癌的可能性略低于美国男性（分别为 8.1% vs. 9.8%、14.0% vs. 16.8%、30.8% vs. 33.30%）；PHI ≥ 55 时，中国男性罹患前列腺癌的风险高于美国男性（78.8% vs. 50.1%）。

PHI 是综合了 PSA、fPSA 和 p2PSA 浓度的一个多因子数学综合指数，国内外多项研究结果均显示，PHI 具有比 tPSA 和 %fPSA（即 fPSA/tPSA 比值）更好的诊断效能。Catalona 等研究发现，在 tPSA 为 2 ～ 10 ng/ml 的人群中，PHI 诊断前列腺癌的曲线下面积大于 tPSA 和 %fPSA；随着 PHI 值升高，前列腺癌风险升高 4.7 倍，Gleason 评分 ≥ 7 分的风险升高 1.61 倍。欧洲的多中心研究结果显示，当 PHI 值的截点为 27.6 时，其灵敏度为 90%，可避免 15.5% 的前列腺活检。在 tPSA ＜ 20 ng/ml 的中国男性中，PHI 诊断前列腺癌的效能优于 tPSA。中国也进行了 PHI 的研究，并有一些报道，但是还没有建立适用于中国男性的

PHI 参考值。

（4）微小 RNA

目前没有可靠的分子标志物诊断前列腺癌，尿液中微小RNA（Micro RNA，miRNA）可作为前列腺癌一个可替代的、无创的分子诊断标志物。miRNA 是一类精细调节细胞基因表达的非编码小 RNA，它的异常表达与肿瘤的发生和发展密切相关，目前 miRNA 已作为肿瘤和其他疾病的生物标志物。大量的研究证实，miRNA 通过外泌体在各种肿瘤细胞之间进行信息的传递。外泌体是由各种哺乳动物分泌的直径为 30 ～ 100nm 的膜囊泡细胞，它广泛存在于血液、尿液、唾液、精液等各种体液中，其包含特异性的蛋白质、mRNA 和 miRNA，可以调节受体细胞的生物学行为，因此可作为诊断人类疾病的分子标志物。最新的研究表明，来源于尿液外泌体的 miRNA 可以反映他们的细胞起源，因此，封闭在尿液外泌体中的 miRNA 可能成为许多癌症非侵入性的分子标志物，特别是前列腺癌。

MiR-375 是第一个在胰腺中鉴定出的 miRNA，在前列腺癌中异常表达。Brase 等发现 miR-375 在前列腺癌患者血清中显著升高，Huang 等发现血清外泌体中的 miR-375 在前列腺癌骨转移患者中显著升高。另外，Stuopelyte 等报道 miR-375 在前列腺癌患者的尿液中是升高的，研究首次得出尿液外泌体中的 miR-375 在前列腺癌患者中显著下降。

尿液作为生物标志物的来源相比血液有几个优点：①无创获

取样本，并且尿液的成分相对不复杂；②尿液成分能够反映泌尿生殖系统的病变。

（5）*TMPRSS2-ERG* 融合基因

TMPRSS2-ERG 融合基因由编码跨膜丝氨酸蛋白的 *TMPRSS2* 基因与转录因子家族 *ERG* 基因的重排形成，该基因主要存在于前列腺癌患者中，可在患者尿液中检测到。研究表明，*TMPRSS2-ERG* 融合基因作为单一标记物时，诊断前列腺癌具有较高的特异性，但敏感性较低。有学者建议同时检测尿液中 PCA3、*TMPRSS2-ERG* 融合基因等以提高前列腺癌诊断的敏感性。Sanguedolce 等通过联合检测血 PSA、尿 PCA3 及 *TMPRSS2-ERG* 融合基因发现前列腺癌诊断的灵敏度可达 80%，特异度达 90%。

（6）人激肽释放酶

人激肽释放酶（human kallikrein，HK）有 15 种不同的亚型，不同亚型之间 DNA 和氨基酸高度同源。研究发现，HK2 是一种丝氨酸蛋白酶，在前列腺癌中高表达，在所有 HK 亚型中与 PSA 氨基酸序列同源性最高。

19. 经腹部超声检查在前列腺癌诊断中的价值

超声检查是无创检查方法，可早期发现前列腺内结节样改变，尤其是有助于前列腺癌的早期诊断和连续观察治疗效果。近年来，由于直肠超声的发展，采用高清、高频探头，同时在横、纵两个切面进行扫查，使诊断更加精确，可确认直径在 5mm 以上的病变。

早期前列腺癌的声像图外形规则，左右对称，不凸入膀胱，包膜回声完整，位于前列腺外腺区，多为低回声结节。典型的前列腺癌声像图为：①前列腺体积增大，左右对称，形态不一致。②包膜粗糙增厚。③内部回声不均匀。④可见侵犯邻近组织肿块回声，并且经直肠超声可引导行前列腺穿刺活检，定位准确，操作简单，患者痛苦少，并发症少。⑤回声图在进出波之间呈不规则的连续反射波。⑥声像图表现为前列腺内部回声不均匀，出现强回声斑或低回声区，强回声是肿瘤内含有结石、钙化或坏死组织碎片所致，低回声是癌细胞破坏正常组织结构形成的紧密细胞团块，呈小腺体或无定型结构，因超声界面少，图像显得比正常组织暗而不规则。⑦无论病灶为何种回声，只要发现外部包膜形态上有变化，不仅可以明确诊断，而且提示前列腺癌已近晚期。⑧肿瘤侵犯膀胱三角区、精囊及直肠壁时，局部增厚，高低不平。

经腹部超声检查可以了解前列腺大小，显示突入膀胱的腺体部分，了解泌尿系统有无积水、结石或占位性病变等，但对前列腺内部结构分辨低，常用于良性前列腺增生的诊断和治疗后的随访。经直肠超声检查可精确测定前列腺体积（计算公式：$0.523 \times$ 前后径 × 左右径 × 上下径），并对诊断前列腺腺体内的病变更有价值，还可以引导穿刺活检，是诊断前列腺癌的常用方法。研究显示，超声造影得到的组织灌注时间 - 强度曲线，对评估前列腺癌的侵袭性有一定的作用。三维和四维超声对前列腺解剖结构及病灶可多平面成像，对肿瘤的形态、大小，以及与包膜的关系显示更加清晰，定位更加准确，为前列腺癌的临床分期提供了重要依据。超声弹性成像利用组织的弹性系数不同区分肿瘤组织和正常组织，提高了前列腺癌检出率。

20. 经直肠超声比经腹壁超声检查可更准确地诊断前列腺癌

经直肠超声具有高频超声探头、近场分辨率高等优点，所得图像明显优于经腹超声等常规超声检查，其不仅可作为诊断及鉴别前列腺疾病的常规检查方法，而且对前列腺癌的诊断、疗效及随访评估均有不可替代的价值。经直肠超声引导下前列腺穿刺活检及经直肠超声造影对诊断前列腺癌是一种精确有效的诊断方法，其操作简单、创伤小、并发症少，且患者的痛苦少，安全系数高。

经直肠超声检查不仅可以发现位于前列腺表面的结节，还可以发现位于前列腺内部的低回声结节区。前列腺癌在组织学上分为浸润型、结节型或结节－浸润型，浸润型表现为无明显边界，小病灶容易漏诊，声像图较难发现；结节型表现为低回声。经直肠超声检查中前列腺外腺的低回声结节是前列腺癌的重要声像图特征之一，其主要表现在结节与周围组织的界限不清，而位于前列腺包膜的病灶甚至可以造成整个前列腺的对称性消失。韩黔峰等研究表明，依靠 TRUS 检查获得的图像，不仅能够将前列腺的详细结构和周围组织清楚地显示出来，如前列腺内腺区、中央区、边缘区、前区、尿道前列腺部及精囊、精阜等细微结构，而且能够及时发现经腹壁和其他途径的超声检查所不能发现的微小病灶，如前列腺结石、结节、囊肿及早期前列腺癌等高质量的图像等。而由于受到某些客观因素的影响，如耻骨的遮盖、体型、肠道准备及膀胱充盈程度等，经腹壁检查往往不能获得满意图像，导致上下径测量不准确，从而推算出的前列腺体积可信度小。

经直肠超声检查对前列腺癌的诊断有较高的敏感性，是比较理想的一种检查手段。超声引导下前列腺穿刺活检是确诊前列腺癌的标准手段。超声造影是对提高经直肠超声检查对前列腺癌诊断准确率及经直肠超声检查引导下前列腺穿刺活检精确度的补充手段。目前，合理应用经直肠超声检查及超声造影在前列腺癌诊断的临床应用中具有重要且难以替代的价值和意义。相关学者还总结出经直肠超声检查还可引导前列腺穿刺活检、特异抗原测定、辅助定位、导向 I 粒子植入治疗等。

21. MRI 提高了前列腺癌诊断的特异性

MRI 具有良好的软组织分辨能力，可清晰显示前列腺包膜的完整性、邻近组织受累情况及盆腔淋巴结是否转移，有助于前列腺癌的临床分期和治疗方案的制定。前列腺癌在 T_2WI 呈低信号，与 TRUS 相似，MRI 特异性较低。然而，磁共振波谱成像、动态增强磁共振成像及 MRI 计算机辅助诊断技术的发展，弥补了普通 MRI 的不足，显著提高了前列腺癌诊断的特异性。磁共振波谱成像通过检测枸橼酸盐、胆碱、肌酸等代谢产物，可与正常前列腺或增生的前列腺组织相鉴别，提高了前列腺癌诊断的特异性。前列腺癌 MRI 的表现如下：

（1）T_2 加权像上，在高信号的前列腺周边带内出现低信号的缺损区。当前列腺带状结构破坏，周边带与中央带界线消失应考虑前列腺癌。T_1 加权像上大部分肿瘤信号均匀，与正常前列腺部分的信号难以区分。少数较大的癌肿内可出现血肿，T_1 加权像表现为高信号影像。

（2）如果病变处包膜中断，说明肿瘤侵犯了前列腺包膜。

（3）前列腺癌侵及周边脂肪时，T_1 加权像上周边脂肪不对称或消失，高信号的脂肪内出现低信号区，多见于前列腺后外侧、前列腺直肠角区域。

（4）侵及精囊腺和周边静脉丛时，T_2 加权像上表现为高信号的精囊腺与周边静脉丛内信号不对称，一部分或两侧被均匀低信号所取代。

（5）侵及闭孔内肌、肛提肌时，两侧肌肉厚度不对称，T_2 加权像上表现为局灶性或弥漫性的异常高信号。

（6）侵及膀胱时表现为邻近前列腺的膀胱颈部出现不对称的结节状、不规则的增厚或肿块状的软组织影，有的甚至占据部分膀胱腔，也可侵及后尿道，使之狭窄变形，出现与前列腺癌相似的异常信号区。

（7）前列腺癌一般不向直肠浸润，但晚期也可侵及直肠，直肠前壁首先受侵犯。

（8）淋巴结转移时首先累及闭孔淋巴结及髂内动脉旁淋巴结，继而转移到髂外动脉、髂总动脉、腹主动脉旁，甚至累及纵隔、腋下和锁骨下淋巴结。单个淋巴结直径＞10mm或多个淋巴结融合成团块状时应考虑为转移。前列腺癌骨转移部位及发生率：骨盆骨为98%，脊柱为88%，胸部骨为78%，四肢骨为56%，颅骨为14%。

22. CT 对早期前列腺癌的诊断敏感性低

由于 CT 不能显示正常前列腺的三个带（周边带、中央带和过渡带），多数早期前列腺癌 CT 的诊断敏感性明显低于 MRI，但对于肿瘤邻近组织和器官的侵犯及盆腔内转移性淋巴结肿大诊断的敏感性与 MRI 相近，因此，前列腺 CT 检查的目的应是对肿瘤的分期，而非对早期肿瘤的检查。前列腺癌的 CT 表现如下：

（1）前列腺癌局限于包膜内时，由于癌灶与正常的前列腺组织密度相等，所以多数难以显示癌灶。有时偶可显示前列腺内密度稍低的癌灶或前列腺外形局限性隆起，边缘不整齐。CT 增强扫描时癌灶可以呈现增强不明显的低密度区，前列腺包膜显示不规则。

（2）前列腺癌突破包膜后，外形明显不规则，相邻腺体周围脂肪消失，精囊腺和邻近的肌肉界限模糊或消失，膀胱精囊角消失，也可表现为精囊腺增大。

（3）侵及膀胱者可显示膀胱底部不对称、不规则增厚或软组织肿块，膀胱受压上移。有时可用生理盐水加造影剂行尿道膀胱造影后 CT 扫描，可显示后尿道锯齿状不规则的狭窄、弯曲或扩张，膀胱底部不规则增厚或充盈缺损，假憩室形成和膀胱受压上移等改变。

（4）前列腺癌很少累及直肠，累及直肠时首先侵犯直肠前壁，直肠注气或注入造影剂后 CT 扫描有助于更好地观察。

（5）淋巴结转移首先发生于盆腔淋巴结，继而可转移到腹主动脉，甚至纵隔、腋部和颈部淋巴结。判断有无转移主要根据淋巴结的大小，单个淋巴结最大直径＞1cm 或多个淋巴结融合成团块。累及精囊腺的前列腺癌多有盆腔淋巴结转移。

（6）前列腺静脉与脊椎静脉相通，因此骨转移以骨盆、腰骶椎、股骨和肋骨较多见，多呈成骨型骨转移改变，也可呈混合型或溶骨型的破坏。

（7）磁共振 T_2 加权像上，前列腺的钙化灶表现为低信号改变，与癌灶呈现的低信号常难以区分，CT 可以明确显示钙化灶。因为前列腺癌多见于老年男性患者，常与良性前列腺增生并存，普通的检查很难在早期区别是良性结节还是前列腺癌。

最后，CT 对早期前列腺癌的敏感性低，对晚期前列腺癌的敏感性与 MRI 相近，因此，CT 主要用于协助前列腺癌的临床分期，了解肿瘤局部侵犯及盆腔淋巴结转移的情况。

23. ^{18}F–FDG–PET/CT 为提高前列腺癌的诊断准确度带来了新的希望

前列腺癌多数为低度恶性腺癌，葡萄糖代谢活性较低，肿瘤病灶摄取氟脱氧葡萄糖表现为轻、中度，肿瘤标准化摄取值（standard uptake value，SUV）1.5～3.5，鳞癌、移行细胞癌摄取 FDG 较高。由于研究的临床病例是随机选择的，导致对 ^{18}F-FDG-PET/CT 诊断前列腺癌的评价褒贬不一。Kanamaru 等报道 54 例前列腺癌 ^{18}F-FDG-PET/CT 显像结果，发现原发肿瘤阳性率为 70%（38/54），淋巴结转移阳性率为 38%（3/8），骨转移阳性率为 63%（10/16），SUV 值与肿瘤组织分级、临床分期和血清前列腺特异性抗原水平显著相关。Oyama 等也对 44 例病理确诊、未经治疗的前列腺癌和 5 例良性前列腺增生患者进行 ^{18}F-FDG-PET/CT 显像研究，发现 28 例前列腺癌 FDG 摄取阳性，灵敏度为 64%，而 5 例良性前列腺增生均为阴性，与 Glenson 分级对照，病理分级越高的前列腺癌，SUV 值越高。有报道发现前列腺炎和前列腺瘤也可摄取 FDG 并与前列腺癌摄取有部分混淆的现象，所以 ^{18}F-FDG-PET 在前列腺良、恶性病变的鉴别诊断有时很困难，对前列腺癌复发、血清 PSA 增高而 CT 无阳性发现的患者，^{18}F-FDG-PET/CT 有一定的作用。

（陈　燕　张　驰　整理）

24. 核素骨显像是最常用的诊断前列腺癌骨转移的有效方法

核素骨显像是目前最常用的诊断前列腺癌骨转移的有效方法，该检查一次探测全身骨骼，不仅信息全面，而且可以使患者免去多个局部照射，可大大减少辐射吸收剂量。核素骨显像通过静脉注入 ^{99m}Tc-亚甲基二磷酸盐（MDP）后，2 小时内约 50% 被骨骼的主要无机盐成分（羟基磷灰石晶体）吸附并与未成熟的骨胶原结合，用核素显像仪（γ-相机）照相后可显示人体内的放射性影像。^{99m}Tc-MDP 在骨内的聚集量与局部成骨活跃程度和血流量成正比，因此，正常骨骼的干骺端和扁平骨影像较浓，有成骨和修复过程的骨病变，以及局部充血的骨病变也可以使局部 ^{99m}Tc-MDP 浓聚显影。而骨转移灶多为血行播散而来，病灶常为多发且随机分布，转移瘤破坏骨质，多伴有局部修复成骨过程，故表现为放射性浓聚。核素全身骨显像技术主要发现骨转移灶，是诊断骨转移瘤最灵敏和最简便的方法。

发射型计算机断层成像（emission computed tomography，ECT）是以放射性核素示踪技术为理论依据的临床检测手法，通过在人体内注射放射性药物，使病变部位与正常组织在 ECT 下表现出不同的放射性浓度，从而帮助判定恶性肿瘤的转移情况。ECT 诊断骨转移瘤的敏感度为 97.67%，特异性为 73.33%，阳性预测值为 91.30%，阴性预测值为 91.67%。前列腺癌患者中有

46.7% ～ 88.9% 发生骨转移，骨骼疼痛是骨转移较明显的临床症状，一般 X 线、CT 等传统方法检查不易被察觉，其可能由于肿瘤细胞累及骨骼时间不长，受侵骨骼在生理结构、骨质特点等方面尚未出现明显变化，而 ECT 是基于放射核素的异常性表现来评价病变情况的，因而可较敏感地显示出病变部位与非病变部位间放射性浓度的差异。因此，ECT 全身骨显像在早期诊断肿瘤骨转移较传统影像学方法更好，可提前检出骨转移的时间，为患者赢得宝贵的生存时间。

有一组研究显示，在对 585 例前列腺癌患者行全身骨扫描检查中发生骨转移 228 例，无骨转移 357 例，骨转移患者中，骨盆转移发生率最高，占 81.58%，其次是脊柱转移（63.16%）和肋骨转移（58.33%），锁骨转移最少（14.47%）。Logistic 回归分析显示，年龄＜ 71.5 岁、碱性磷酸酶＞ 85.5U/L、前列腺特异性抗原＞ 79.88ng/ml 和 Gleason 评分＞ 7.5 分是前列腺癌骨转移的危险因素。ROC 曲线分析显示，上述各因素诊断骨转移的灵敏度分别为 56.1%、66.7%、68.4%、56.1%，特异度分别为 56.6%、81.8%、70.0%、65.3%。

前列腺癌骨转移以骨盆转移最为多见，年龄、碱性磷酸酶、前列腺特异性抗原及 Gleason 评分增高是前列腺癌发生骨转移的危险因素。欧洲泌尿外科学会指南指出，前列腺癌患者 PSA ＞ 20ng/ml 或 Gleason 评分＞ 7 分时应进行骨转移评估。2009 年美国泌尿外科学会《临床局限性前列腺癌管理指南》推荐：前列腺癌患者 Gleason 评分≥8分时，考虑骨转移的可能性大。陈业辉等研究发现，当 PSA 大于 67.1ng/ml、Gleason 评分＞7.5分时容易发生骨转移，其灵敏度分别为 55.6%、75.6%，特异度分别为 97.1%、82.9%。黄伟等研究发现 PSA 诊断前列腺癌骨转移的灵敏度和特异度分别为 88.6% 和 66.7%。

（陈　燕　张　驰　整理）

前列腺癌的治疗进展

25. 前列腺癌的治疗流程

（1）《中国泌尿外科疾病诊治指南手册》中推荐的前列腺癌治疗流程如图 4-1 所示。

（2）2018 年欧洲泌尿外科前列腺癌诊疗流程如图 4-2 至图 4-5 所示。

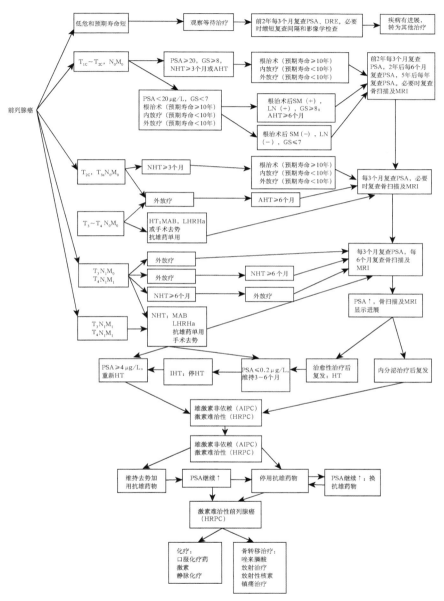

注：根据前列腺癌国际分期标准（TNM 系统），T：原发性癌；N：淋巴结转移；M：远处转移；
T_1：偶发癌；T_2：局限于前列腺包膜内的癌；T_3 和 T_4：已经浸润周围临近脏器的癌；GS：gleason
分级评分系统；AHT：辅助内分泌治疗；DRE：直肠指征；LHRH：黄体生成素释放激素；HT：
内分泌治疗；IHT：间歇性内分泌治疗；CHT：持续性内分泌治疗；MAB：最大限度雄激素阻断；
AIPC：雄激素非依赖性前列腺癌；HRPC：雄激素难治性前列腺癌；CRPC：去势抵抗性前列腺癌；
Ra-223：二氯化镭-233。

图 4-1 前列腺癌治疗流程

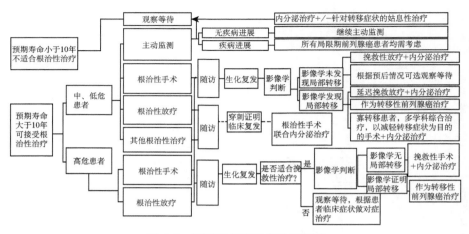

图4-2 局限期前列腺癌诊疗流程

[引自：周祥福.2018版欧洲泌尿外科前列腺癌指南要点解读.中华腔镜泌尿外科杂志，
2018，12（15）：289-293.]

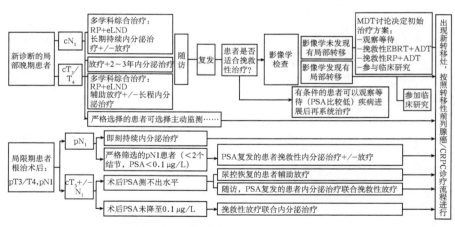

图4-3 局部晚期前列腺癌诊疗流程

[引自：周祥福.2018版欧洲泌尿外科前列腺癌指南要点解读.中华腔镜泌尿外科杂志，
2018，12（15）：289-293.]

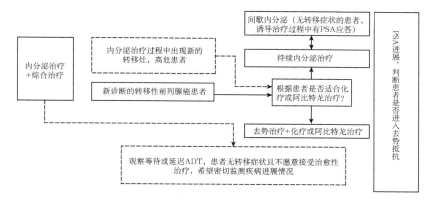

图 4-4　激素敏感期晚期转移性前列腺癌诊疗流程

[引自：周祥福 .2018 版欧洲泌尿外科前列腺癌指南要点解读 . 中华腔锐泌尿外科杂志，

2018，12（15）：289–293.]

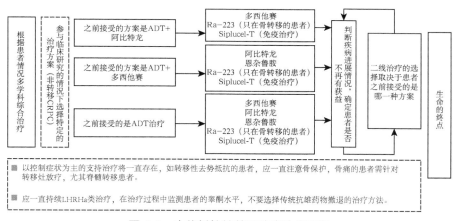

图 4-5　去势抵抗性前列腺癌诊疗流程

[引自：周祥福 .2018 版欧洲泌尿外科前列腺癌指南要点解读 . 中华腔锐泌尿外科杂志，

2018，12（15）：289–293.]

26. 雄激素去除疗法是前列腺癌治疗历程中的一座里程碑

前列腺癌内分泌治疗（hormonal therapy，HT）又称雄激素去除疗法（androgen deprivation therapy，ADT），是前列腺癌治疗历程中的一座里程碑。在人类征服恶性肿瘤的过程中，前列腺癌的内分泌治疗开创了实体肿瘤内分泌治疗的先河。1941 年 Huggins 和 Hodges 发表了题为《去势、雌激素和雄激素注射对转移性前列腺癌血清磷酸酶的作用》的论文，至今已有 70 多年的历史。其首次证实内分泌治疗对晚期前列腺癌有效。他们发现升高的血清酸性磷酸酶在去势后即下降，碱性磷酸酶初始阶段有缓慢上升，后下降并保持正常，这些碱性磷酸酶水平变化通常与前列腺癌症状有关。Huggins 因为发明了前列腺癌的内分泌治疗，从而获得了诺贝尔生理学奖。

前列腺的发生、发育与维持正常的结构和功能均受到内分泌激素的调控。实验表明，当鼠去势后，前列腺上皮的超微结构成分显示出明显的退行性变，而当再对这些去势动物补充睾酮后，又可恢复前列腺上皮的正常结构。虽然前列腺癌的发病机制尚未完全明了，但实验结果与临床观察表明，雄激素（包括睾酮和双氢睾酮）与前列腺癌的发病存在着非常明确的因果关系：雄激素水平高的人群，前列腺癌的发病率要比雄激素水平低的人群高。在前列腺癌发病过程中，除雄激素这一因素外，雄激素受体在这一过程中也起着重要作用。

目前内分泌治疗是进展期或转移性前列腺癌患者的主要治疗方法之一，对于局限期患者的作用也越来越受重视。在美国新诊断的前列腺癌患者中，约有 60 万例（30%）患者接受内分泌治疗，尤其在对晚期前列腺癌的姑息性处理中已广泛应用。内分泌治疗的目的是对抗雄激素对前列腺的继续作用，目前阻断雄激素主要采用的方法有：①双侧睾丸切除术；②黄体生成素释放激素（luteinizing hormone releasing hormone，LHRH）类似物治疗，如戈舍瑞林、亮丙瑞林（抑那通）；③抗雄激素治疗（氟他胺等）；④具有双重抗癌作用的磷酸雌莫司汀（艾去适）；⑤非那雄胺治疗方法上有单种用药或几种方法联合进行，如戈舍瑞林加比卡鲁胺，比单一用药可以提高 2%～3% 的 5 年生存率。药物治疗对大多数患者都有一定疗效，而雄激素联合间歇性阻断治疗方法为目前治疗方向。

《中国泌尿外科疾病诊断治疗指南》推荐的间歇性内分泌治疗适应证为：①局限前列腺癌，无法行根治性手术或放疗；②局部晚期患者（T_3～T_4 期）；③转移前列腺癌；④根治术后病理切缘阳性；⑤根治术或局部放疗后复发。有报道建议适应证为：①已经接受过内分泌治疗，对内分泌治疗有反应，PSA 水平可降至正常水平（＜4 ng/ml）的患者；②未接受过内分泌治疗的患者，PSA 水平＜4 ng/ml；③根治术或放疗后 PSA 水平再次升高者，PSA 水平＜0.5 ng/ml。

1992 年，Beginning 首次对这一概念做了临床试验，他们对一组 47 例前列腺癌患者采用间歇性雄激素抑制治疗，随访平均 125 周。开始治疗时应用雄激素联合阻断，血清前列腺特异性抗原降至正常水平后，停止治疗，行临床观察，待血清特异性抗原再回升至 10 ng/ml 以上时再应用抗雄激素治疗，据初步观察，间歇性雄激素阻断治疗对患者的生存率及肿瘤进展没有明显的不良反应，且明显地延长了肿瘤对雄激素的依赖时间。在选择间歇性抗雄激素治疗时，对经治疗 6 个月后血清特异性抗原仍不能降至 4 ng/ml 的患者，不宜作为治疗对象。其他的一些研究中心所显示的资料也表明，间歇性雄激素阻断是一种可行的治疗选择，它能改善患者的生存质量，而无明显的不良反应。

前列腺癌是一种异质性很强的恶性肿瘤，从已建立的前列腺癌胞系、动物模型及临床表现均显示了这一生物学行为的特性，其中表现出来的是其生长对雄激素的依赖性与非依赖性。有人做过实验，用两种已知的前列腺雄激素依赖性和非依赖性癌细胞，同时制成鼠的前列腺癌模型，当切除睾丸去势后，雄激素依赖性细胞发生死亡，肿瘤停止生长，而雄激素非依赖性细胞继续生长，肿瘤进一步长大。但目前对前列腺癌所表现出来的这种对雄激素依赖性和非依赖性的确切机制尚未完全明了。一般认为，前列腺癌出现这种对雄激素依赖性和非依赖性的可能原因为前列腺癌细胞的生长依赖于雄激素的存在与刺激，但当睾丸切除后，前列腺内只减少了 60% 的睾酮来源，其余 40% 的双氢睾酮仍来自肾上腺皮质网状带分泌的雄激素合成。前列腺癌细胞在这种低浓度双氢睾酮的环境下，逐渐变为对雄激素不再依赖，原来对雄激素的依赖性变得不再敏感而成为雄激素非依赖性细胞。还有人认为，前列腺癌组织中本来就存在对雄激素不敏感的细胞群，一旦雄激素依赖性细胞由于去势及激素治疗而凋亡消退，这些雄激素非依赖性癌细胞群逐渐成为肿瘤的主要细胞而对激素治疗产生抗性。另外，前列腺基底细胞含有大量的抗凋亡基因（如 *bcl-2*、突变型 *P53*）、雄激素受体发生突变和突变后的受体对雄激素不再敏感等。以上这些因素可能是导致患者去势及激素治疗后前列腺癌细胞从雄激素依赖性向非依赖性转变的主要原因。大多数患者前列腺癌的生长一开始均依赖于雄激素的刺激，表现出对雄激素的依赖性，但在临床采用抗雄激素治疗后，经过一段时期的肿瘤平稳期，患者又出现对雄激素不敏感的雄激素非依赖性细胞的生长和发展，中国人一般是 2 ～ 2.5 年。

抗雄激素治疗对患者来说只是延缓病情发展的一种措施，一旦前列腺癌细胞转成对雄激素非依赖性的癌细胞，临床治疗则变得更为棘手。因此，我们不能过高依赖内分泌治疗，在进行内分泌治疗时，应定期复查。一旦出现肿瘤体积缩小、肿瘤降级及出现肿瘤转为对雄激素非依赖性时，则应考虑选择放射治疗或根治性手术治疗。对于激素非依赖性前列腺癌就要使用其他药物了，如停用抗雄激素药物或换用其他抗雄激素药物，使用肾上腺激素抑制药、雌激素类药物等。

由于前列腺在生理功能中发挥重要作用，内分泌治疗可能引起多种不良反应，包括性欲降低、性功能障碍、易疲劳、骨质疏松症、潮热、体型改变、动脉硬化及认知功能改变等。近期文献报道，内分泌治疗可能增加心血管疾病的发病率和死亡率。新诊断的前列腺癌患者在接受 1 年以上的激素治疗后，患心血管疾病的风险较接受 12 个月以内激素治疗的患者增加了 20%。同时，激素治疗降低了机体对胰岛素的敏感性，升高了高密度脂蛋白及三酰甘油。一项超过 73 000 例前列腺癌的调查发现，接受内分泌治疗的患者患糖尿病、冠状动脉粥样硬化性心脏病、心肌梗死及猝死的风险增加。

对内分泌治疗不敏感的前列腺癌患者的治疗还可应用基因疗法。Steiner 等提出应用反转录病毒的携带和非竞争复制可以将反义 c-myc 片段转录到前列腺癌细胞内，从而导致实验动物的瘤体缩小。目前研究发现基因疗法在前列腺癌上具有诱人的前景且切实可行，相关研究仍在不断深入。最近，体内成像成为基因治疗的主流技术，因为目前对肿瘤治疗的结果评价往往需要在治疗后数周到数月才能进行，因而此项技术特别有用。非侵袭性影像学技术可以精准确定患者疾病的改变，从而提供早期、可靠的预后信息。正电子发射断层扫描可以检测活体动物目标细胞中转入基因的定位、扩增和表达的时间，其原理是利用在靶细胞中表达启动控制的报告基因，该基因在靶细胞中表达后通过 PET 手段确定转入基因或受体的位置。

2010 年 6 月 17 日，美国食品药品管理局和赛诺菲 – 安万特公司宣布化疗药 Jevtana（通用名为 cabazitaxel）获准与泼尼松联合用于前列腺癌的治疗。Jevtana 适用于多烯紫杉醇（晚期前列腺癌常用药）治疗期间或之后病情已发生恶化的激素难治性转移性前列腺癌（mHRPC）患者。该药物是一种微管抑制药，可结合微管蛋白，抑制分解的同时进入微管。另外，在抑制有丝分裂和分裂间期细胞功能的同时，对微管起到稳定作用。一项涉及 755 例Ⅲ期患者的研究，证实了 Jevtana 的安全性和有效性，所有受试者之前均接受过多烯紫杉醇治疗。该研究旨在测定接受 Jevtana 联合泼尼松治疗的患者相对于接受米托蒽醌联合泼尼松治疗的患者的总体生存期。接受 Jevtana 治疗方案的患者中位总体生存期为 15.1 个月，而接受米托蒽醌治疗方案者为 12.7 个月。研究结果证实，与接受有效化疗方案（由标准剂量的米托蒽醌与泼尼松构成）的患者相比，服用 Jevtana 配伍泼尼松的患者死于 mHRPC 的风险减少 30%，具有统计学意义。Jevtana 治疗组报道的患者不良反应包括中性粒细胞减少、贫血、白细胞减少、血小板减少、腹泻、疲乏、恶心、呕吐、便秘、无力及肾衰竭。在末次试验给药后的 30 天内，在除病情进展以外其他原因所致的死亡方面，Jevtana 治疗组中报道了 18 例（5%），而米托蒽醌治疗组中报道了 3 例（< 1%），Jevtana 治疗组中最常见的致死性不良反应为感染（5 例）。

27. 比卡鲁胺在前列腺癌治疗中的临床应用

（1）比卡鲁胺的药理作用

比卡鲁胺（商品名康士得，casod），是由阿斯利康（Astra Zeneca）公司研究开发的一种竞争性雄性激素受体拮抗剂，为单纯的雄性激素受体拮抗剂，具有外周选择性，而无雄激素、雌激素、盐皮质激素或糖皮质激素等活性，且几乎不影响血清睾酮和黄体生成素等水平。对 5a- 还原酶也无抑制作用。比卡鲁胺与雄性激素受体亲和力更强，其亲和力是羟基氟他胺的 4 倍。由于比卡鲁胺的结构与氟他胺不同，因此，某些能被氟他胺激活的雄性激素受体突变及超敏的雄性激素受体仍可以被比卡鲁胺所抑制。

比卡鲁胺是非甾类抗雄激素药物，通过与雄激素受体结合，使其无有效的基因表达，从而拟制雄激素受体的刺激，导致前列腺的萎缩。比卡鲁胺为较新的一种周围选择性阻断雄激素制剂，不易通过血脑屏障影响下丘脑，中枢的不良反应较轻。由于与受体结合力强，单独应用可以达到双侧睾丸切除手术的效果。对于晚期前列腺癌患者，由于已经丧失手术根治的机会，同时部分患者拒绝双侧睾丸切除术及放弃放疗的部分患者，单用比卡鲁胺不失为临床姑息治疗的一种有效手段。由于比卡鲁胺的肝脏毒性及其他不良反应的发生率低于氟他胺，目前在采用二线内分泌治疗时一般多采用比卡鲁胺。

（2）比卡鲁胺的用法、用量及效果

比卡鲁胺治疗前列腺癌的常用剂量为 50mg，1 次 / 日，口服。蔡振等报道 38 例晚期前列腺癌单用比卡鲁胺（150mg，1 次 / 日，口服），治疗 12 ～ 36 个月，随访 6 ～ 36 个月，平均 18 个月。治疗 6 个月后血清 PSA、fPSA 基本恢复正常，与双侧睾丸切除术加用同等剂量的比卡鲁胺相比无显著差异，亦无统计学意义。

Blackledge 等报道，当比卡鲁胺剂量增加至 200mg 时，其雄性激素受体阻断作用比 50mg 和 100mg 治疗时更强。采用比卡鲁胺 50mg、150mg、200mg 治疗前列腺癌，治疗后血清 PSA 恢复正常的患者分别为 73%、97%、98%。Tyrrell 等报道，分别以比卡鲁胺 50mg、100mg、200mg 治疗前列腺癌，治疗后血清 PSA 下降的幅度分别为 90%、93%、94%。然而当比卡鲁胺增至 200mg 以上时，即使继续增加药物剂量也不能进一步提高患者的疗效，而与此同时，患者的不良反应发生率显著增加。目前，多数学者采用 150mg 比卡鲁胺的治疗方案。有人报道，比卡鲁胺 150mg 方案可以使前列腺癌的危险性减少 59%。

（3）戈舍瑞林联合比卡鲁胺治疗前列腺癌

戈舍瑞林是一种促黄体释放激素类似物，通过抑制垂体的促黄体生成素，达到药物去睾丸效果。当停药后，此作用可以逆转，当第一次用药 3 周时，血清睾酮浓度会降到去势状态，而且在以后的治疗中，会维持此药物浓度。其可以使多数前列腺癌患者消退，从而改善临床症状和体征。此药生物利用度为 100%，每 4 周用药 1 次。比卡鲁胺可使雄激素丧失调节前列腺细胞生长作用，同时还可以诱导前列腺癌细胞凋亡，抑制前列腺癌细胞生长。

戈舍瑞林与比卡鲁胺联合应用可以提高晚期前列腺癌患者的生存率，且达到完全抑制雄激素、缩小前列腺体积、改善排尿症状等作用。同时还可以抑制肿瘤骨转移病灶的生长和发展，可以作为晚期前列腺癌的常规治疗方法。具体用法：戈舍瑞林 3.6mg/ 支，腹壁皮下注射，1 次 / 月。比卡鲁胺 50mg，1 次 / 日，治疗周期 12 个月。复查 PSA 较治疗前明显下降，免疫指标明显提高。间歇给药和持续用药对机体免疫功能的调节功能相当，都可以提高机体的免疫功能。间歇给药可以减少药量，减少医疗支出，值得推广应用。

（4）比卡鲁胺联合放疗治疗复发性前列腺癌

Shipley W 等选定 760 例前列腺切除术加淋巴结切除术后患者，在放疗期间应用比卡鲁胺 50mg，1 次 / 日，治疗周期 24 个月，复查 PSA 恢复正常。幸存患者中位随访时间为 13 年。应用比卡鲁胺组 12 年总生存率为 76.3%，安慰剂组为 71.3%；评估 12 年前列腺癌死亡率，比卡鲁胺组为 5.8%，而安慰剂组为 13.4%；比卡鲁胺组转移性前列腺癌发生率为 14.5%，而安慰剂组为 23.0%（P=0.005）。两组的不良反应中比卡鲁胺组有 69.7% 发生男性乳房发育症状，而安慰剂组为 10.9%（$P < 0.001$）。与安慰剂结合放射疗法相比，24 个月内每日口服比卡鲁胺并结合挽救性放疗法可以显著提高患者长期总存活率，并降低转移性前列腺癌发生率和前列腺癌致死率。

（5）^{89}Sr 联合比卡鲁胺治疗前列腺癌骨转移

^{89}Sr 是一种 β 发射性核素，注射后可以很快被骨吸收，可以优先被骨代谢相对旺盛的骨转移病灶摄取而达到特异性杀伤肿瘤细胞的作用。有研究表明，^{89}Sr 可以使 80% ～ 90% 的患者疼痛

得到缓解，还可以减少病理性骨折发生的机会，抑制前列腺癌骨转移的进展。^{89}Sr 联合比卡鲁胺治疗前列腺癌骨转移可以使病灶缩小者为 60.46%，有效抑制转移瘤进一步发展；可以减低前列腺特异抗原值，有效控制前列腺癌患者病情。

（6）比卡鲁胺治疗前列腺癌的不良反应

由于前列腺癌治疗周期较长，在治疗过程中，患者会出现不良反应。其中 69.7% 的患者出现男性乳房增大症，还有肝毒性反应、肾结石、去势综合征、骨质疏松等，贫血最为常见。1.6% 出现肝脏毒性反应，要定期复查肝功能，如果转氨酶超过正常值 2 倍时，应该立即停药。在治疗过程中，部分患者无法将代谢物排出体外，容易出现肾结石，应定期检查，及时停药并处理。去势综合征在停药后，多数患者可自行恢复。另外，用药期间患者会出现关节疼痛、腰背疼痛等症状，从而引起骨质疏松等。

28. 雄激素去除治疗后可出现抑郁、焦虑和勃起功能障碍等不良反应

随着前列腺癌患者数量的增多，有越来越多的患者接受雄激素去除治疗。虽然雄激素去除治疗可改善前列腺癌患者的总体生存率，但因其可导致睾酮和雌激素水平下降而带来肥胖、肌肉减少、潮热、认知功能减退、疲乏、贫血、抑郁、性功能减退等不良反应，进而影响患者健康相关生活质量（health-related quality of life，HRQOL）。顿耀军等发现，前列腺癌患者雄激素去除治

疗后分别有 46 例（23.0%）和 43 例（21.5%）出现了不同程度的抑郁和焦虑，而出现中、重度抑郁和焦虑的患者比例分别为 5.0% 和 6.0%。DiBlasio 等选取了 395 例接受雄激素去除治疗的前列腺癌患者，在平均随访 87 个月后，抑郁和焦虑的发生率分别为 56.4% 和 8.9%。Lee 等也发现前列腺癌患者接受雄激素去除治疗 6 个月后，抑郁的发生率为 39%。

雄激素可对阴茎背神经和海绵体神经起到营养作用，还可维持海绵体平滑肌及血管内皮的功能和结构，但前列腺癌患者接受雄激素去除治疗后，雄激素水平降低，出现勃起功能障碍。有研究报道接受雄激素去除治疗的前列腺癌患者中约 85% 的患者可出现不同程度的勃起功能障碍。Potosky 等研究中比较了 88 例接受雄激素去除治疗的前列腺癌患者和 223 例不接受任何治疗的前列腺癌患者的性功能，结果发现两组分别有 80% 和 30% 的患者 1 年后出现勃起功能障碍，差异有统计学意义（$P < 0.05$）。Feldman 等的研究结果显示，70 岁以上患者勃起功能障碍的发病率高达 67%。

29. 精准医学为去势抵抗性前列腺癌带来希望

进入 21 世纪以来，生命科学与信息技术的蓬勃发展推动了个性化治疗和精准医学的飞速前进，癌症的药物治疗已经进入了"量体裁衣"的新时代。因此，新时期背景下，前列腺癌内分泌治疗的核心内涵应当为"深化癌症个性化治疗理念，细化前列腺癌分型，全面诠释内分泌治疗方案的个性化特征，更加有针对性地发挥前列腺癌内分泌治疗效果"。

我国大多数前列腺癌在诊断时就已处于中晚期，尽管在雄激素去除治疗初期，前列腺癌已有不同程度地控制，但经过约 18 个月敏感期后，大部分患者的疾病逐渐且不可逆地进展为去势抵抗性前列腺癌（castration resistant prostate cancer，CRPC），这部分患者预后极差，生存期仅约 12 个月。

（1）精准医学概念

精准医学是以个体化医疗为基础，随着基因组测序技术的快速进步及生物信息与大数据科学的交叉应用而发展起来的新型医学概念与医疗模式。具体到去势抵抗性前列腺癌的精准医学，是指收集并整合去势抵抗性前列腺癌患者的基因组、蛋白质组和代谢组等遗传及分子生物学特征，并结合患者的临床特点、影像学表现、病理类型及其他相关信息，运用大数据的分析方法，针对不同患者综合实施外科、内分泌、化疗、放疗、局部、靶向和免疫等治疗方案，做到在合适的时间，对合适的患者实施合适的治疗方案，这是目前去势抵抗性前列腺癌临床精准医学的最佳模式。

2016 年生物谷年会上，芬兰坦佩雷大学的 Tapio 和 Visak Oorpi 教授提出，前列腺癌的治疗应根据每个患者的临床表现个体化设计，因前列腺癌起始于单个细胞，随着疾病进展也会出现不同基因型的癌细胞亚群。通常情况下，前列腺癌不是单一发病机制导致的疾病，而是由多个机制共同导致的疾病。

（2）去势抵抗性前列腺癌的病因学分型

我们在多年的前期研究和文献复习的基础上，提出了去势抵抗性前列腺癌的三类形成机制：① AR 相关机制。②干细胞形成机制。③神经内分泌转化机制。并根据去势抵抗性前列腺癌的异质性、多样性及其多种形成机制，对去势抵抗性前列腺癌在病因学上进行分类，即 I 型：雄激素－雄激素受体（Androgen-AR）信号依赖型，分子标志物为 FKBP51；Ⅱ型：肿瘤干细胞型，分子标志物为 YaP1；Ⅲ型：神经内分泌型，分子标志物为 NTS。

（3）去势抵抗性前列腺癌血清睾酮的监测

①如睾酮水平 < 50 ng/dl，PSA 连续 3 次上升，需行影像学检查，证实有无疾病进展或转移病灶，如出现以上情况应诊断为去势抵抗性前列腺癌。

②诊断为去势抵抗性前列腺癌后仍需要监测睾酮水平，病情平稳时可每月监测 1 次或与 PSA 检测同步进行；维持去势状态可以使去势抵抗性前列腺癌患者获得更长的生存期，在维持去势水平的同时，根据有无转移及临床症状调整治疗方案。

③去势抵抗性前列腺癌治疗前需检测基线睾酮水平，再行阿比特龙治疗睾酮水平 < 20 ng/dl 的患者，睾酮水平高的患者总生存期更长，因此去势抵抗性前列腺癌患者基线睾酮水平可作为预测患者预后及阿比特龙疗效的指标。

前列腺癌患者对内分泌治疗一般响应良好，但治疗一两年后，多会出现病情复发，此时疾病进入去势耐受阶段，成为去势抵抗性前列腺癌。对于晚期前列腺癌患者，多家共识推荐雄激素联合阻断治疗作为这部分患者的首选方案。建议对转移性前列腺癌患者，若持续 7 个月内分泌治疗后 PSA ≤ 4ng/ml，即所谓低中危患者，可考虑选择间歇性内分泌治疗；若 PSA > 4 ng/ml，即所谓高危患者，则推荐首选连续性内分泌治疗。当连续性内分泌治疗存在明显影响生活质量的情况时，患者在充分知晓并严格依从复查的前提下可谨慎考虑实施间歇性内分泌治疗。而对于非转移性前列腺癌，应选择连续性内分泌治疗还是间歇性内分泌治疗仍存在争议，需开展更多临床试验研究。

间歇性内分泌治疗的疗效并不优于持续性内分泌治疗，间歇性内分泌治疗只适合部分经过高度选择、具有间歇性治疗适应证的患者。目前间歇性内分泌治疗的用药多采用联合方案，一般推荐 LHRHa（如戈舍瑞林）联合非甾体类抗雄药物（如比卡鲁胺）治疗。接受间歇性内分泌治疗的患者要求充分知情且具有良好的依从性，停药标准：①无临床进展；②用药至少 9 个月，PSA < 0.2 ng/ml 后，持续 3 ～ 6 个月。在停药监测期需要密切监测 PSA 和睾酮水平的变化，一般每 3 ～ 6 个月复查 1 次，必要时行影像学检查。当 PSA > 4 ng/ml 后或出现临床进展，需再次开始内分泌治疗，至少连续治疗 6 ～ 9 个月，如此循环往复，直至出现去势抵抗的征象。

30. 根治性前列腺切除术和盆腔淋巴结清扫术的共识

在为前列腺癌患者选择治疗方法时，我们要考虑患者的全身健康状况、治疗的不良反应、患者的意愿等因素，如与放射疗法相比，采用根治性前列腺切除术治疗后发生尿失禁和勃起功能障碍的危险性较大，但对肠道功能的影响很小，尤其是近年来腹腔镜微创手术治疗，术中还可以进行盆腔淋巴结清扫和保留性神经，术后对患者的生活影响小，恢复快。因此，在治疗局限性前列腺癌时，应充分考虑患者的需要和意望。

在早期局限性前列腺癌患者中有相当一部分可以采取临床随访观察而无需立即处理，因为这部分患者观察期间的长期生存率与同年龄无前列腺癌人群基本相同。选择随访观察的前列腺癌患者多为年龄较大、预期寿命短、可能为隐匿性肿瘤、无明显临床表现者。另外，由于移行带的肿瘤侵犯直肠膀胱间隙的机会较小，发生远处转移的可能性较小，随访观察也是其可行的选择之一，适合于随访观察的理想患者应为血清 PSA ＜ 4 ng/ml、预期寿命短、肿瘤病理分级低的患者。

根治性前列腺切除术（radical prostatectomy，RP）作为最古老的前列腺癌治疗方法已经历了一个多世纪的发展历史。Kucher 于 1866 年首创经会阴前列腺癌根治术的手术方式。1904 年，美国约翰·霍普金斯大学的 Young 医生完成了首例经会阴根治性前列腺切除术，切除范围包括了整个前列腺、精囊、Denonvillers筋膜。1945 年，Young 总结并报道了 184 例经会阴途径手术治疗的结果，随访 5 ～ 27 年，治愈率达 55%。由于经会阴手术既不能准确评价盆腔淋巴结转移情况，也不能同时行盆腔淋巴结清扫手术。因此，术后病理分期仍不够准确，与放射治疗效果无明显差异。1945 年，Millin 首先开展了经耻骨后根治性前列腺切除术，经耻骨后根治性前列腺切除术的理论基础来源于 Millin，20世纪 40 年代治疗良性前列腺增生就是采用的此方法。1954 年，Chute 详细介绍了耻骨后逆行根治性前列腺切除术的手术方法；1959 年，Campbell 介绍了经耻骨后顺行根治性前列腺切除术的治疗方法。经耻骨后根治性前列腺切除术，由于可以同时行盆腔淋巴结清扫术、能够更加准确地评价盆腔淋巴结转移情况、术后病理分期更加准确，因此比会阴根治性前列腺切除术更具有优越性。目前该手术病死率低于 1%，有 2% ～ 20% 发生持续性尿失禁，70% 出现勃起功能障碍。1979 年，Walah 等提出了提前阻断前列腺背静脉丛和前列腺静脉丛的手术方法，大大减少了经耻骨后手术的失血量，且通过术中保护尿道外括约肌及保留性神经血管束技术，也使术后尿失禁及性功能障碍发生率大大下降。1982年，Patrick Walsh 教授发明的保留性神经的局部解剖性根治性前列腺切除术的方法，于 1987 年 Patrick Walsh 等在经耻骨后前列腺癌根治术的基础上提出了保留性神经的前列腺癌根治术，使患者手术后保留勃起功能成为可能。

现在，经耻骨后根治性前列腺切除术已被国内外绝大多数泌尿外科医生接受，成为前列腺癌，特别是早期前列腺癌经典的手术方法。腹腔镜前列腺癌根治术因其临床疗效好、创伤小、出血少、视野清晰及并发症少等特点，现已广泛应用于临床。另外，根治性前列腺切除术加盆腔淋巴结清扫术治疗早期前列腺癌的疗效明显优于其他治疗方法。同时根治性前列腺切除术加内分泌治疗、根治性前列腺切除术加放射治疗等综合方法在局部进展期前列腺癌、放射治疗后局部复发前列腺癌，以及部分伴有盆腔淋巴结转移的前列腺癌治疗上也取得了较其他治疗方法更为满意的效果。根治性前列腺切除术已成为唯一有望治愈前列腺癌的治疗方法。

Blute 等随访了 5000 例前列腺癌患者的根治性前列腺切除术治疗结果，发现根治术联合内分泌治疗可以取得较好的治疗效果。美国 Mayo Clinic 于 1966—1992 年共完成了 5120 例根治性前列腺切除手术，其中 812 例临床分期为 T_B 期肿瘤取得了良好的效果。5 年、10 年、15 年生存率分别达到 85%、70% 和 51%，Cheng 等报道 T_B 期患者行根治性前列腺切除术加内分泌治疗的 5 年、10 年、15 年生存率分别为 91%、68% 和 46%。不少学者认为，对于能够手术全部切除局部肿瘤组织、术前 PSA 较低的早期患者，根治性前列腺切除术能够取得完全治愈的效果。

（1）根治性前列腺切除术共识

中国抗癌协会泌尿男性生殖系肿瘤专业委员会微创学组根

据中国前列腺癌的发病特点和诊疗现状，结合国际最新理论和经验，制定了中国前列腺癌外科治疗专家共识——根治性前列腺切除术共识。其具体内容：①符合适应证的患者可选择其他治疗方式包括主动监测和放疗。②中、低危前列腺癌、预期寿命≥10年的患者可行根治性前列腺切除术。③术前有勃起功能、前列腺癌突出包膜风险较低的患者（T_{1c}期、Gleason评分＜7分和PSA＜10 ng/ml）实施保留性神经手术。④中、高危前列腺癌患者采用多参数MRI决定是否保留性神经。⑤高危局限性前列腺癌和预期寿命＞10年的患者可行包括综合治疗在内的根治性前列腺切除术。⑥经高度选择的局部进展性前列腺癌cT_{3a}、cT_{3b}～T_4N_0或T_xN_1期和预期寿命＞10年的患者可行包括综合治疗在内的根治性前列腺切除术。⑦根治性前列腺切除术前不建议常规行新辅助内分泌治疗。对于局部进展、前列腺体积较大、手术难度较高的患者，新辅助内分泌治疗可以缩小前列腺体积，使肿瘤降期。⑧pN0期患者无需新辅助内分泌治疗。⑨前列腺癌突破包膜（pT_3期）、外科切缘阳性、精囊受侵、盆腔淋巴结转移（pN_1期）的患者建议行辅助放疗。

（2）前列腺癌盆腔淋巴结清扫术和淋巴结转移患者治疗共识

前列腺癌盆腔淋巴结清扫术和淋巴结转移患者治疗共识内容：①低危前列腺癌患者不建议实施盆腔淋巴结清扫术。②如果术前评估淋巴结转移风险超过5%，建议对中危前列腺癌患者实施盆腔淋巴结清扫术。③建议对高危前列腺癌患者实施盆腔淋巴结清扫术。④不建议实施局限性盆腔淋巴结清扫术。⑤如果淋巴结转移阳性，对 pN_1 期患者进行内分泌治疗，并辅助放疗。对盆腔淋巴结清扫术术后 < 2 个淋巴结存在显微转移、PSA < 0.1 ng/ml 且无淋巴结外转移的患者建议观察随访。

31. 腹腔镜与机器人辅助腹腔镜前列腺癌根治术已成为治疗局限性前列腺癌的首选方式

（1）腹腔镜前列腺癌根治术

自从 1991 年 William Schuessler 教授在美国得克萨斯州开展了第 1 例腹腔镜前列腺癌根治术（laparoscopic radical prostatectomy，LRP）开始，腹腔镜技术已在全世界泌尿外科广泛应用，目前已经成为泌尿外科医生治疗前列腺癌的常规手术方法。

腹腔镜前列腺癌根治术包括经腹腔和腹膜外两种途径，两者的优势和缺点存在争议。传统的观点认为，经腹膜外途径手术时间短、操作相对简单、对腹腔器官损伤小、患者手术后肠道功能恢复快、漏尿并发症容易处理等优点，而经腹腔途径手术操作空间大、解剖更清晰；但两种术式手术后切缘肿瘤阳性率相似。对严重肥胖、腹部有手术史和伴有腹股沟疝需要处理的患者优选经腹膜外途径手术；对高危、复杂手术经腹腔入路彻底清扫淋巴结更方便。

1982 年，Patrick Walsh 等将解剖性前列腺癌根治术和保留血管束、神经束技术应用于局限性前列腺癌患者行前列腺癌根治术。Patrick Walsh 发现了骨盆神经丛和支配阴茎海绵体的血管神经分支，这项解剖技术的发明，使得前列腺癌患者手术后保留性功能成为可能。他从解剖学观点提出了分离前列腺筋膜及保留血管神经束等 14 个关键操作技术要点，从解剖学意义来讲，这是所有前列腺癌根治术的基础研究成果，目前，即使腹腔镜或机器人辅助腹腔镜前列腺癌根治术也在沿用 Patrick Walsh 的方法和理念。

张旭等于 2012 年在《临床泌尿外科杂志》发表论文，成功完成 329 例经腹膜外腹腔镜下前列腺癌根治术，且无中转开放手术，膀胱尿道吻合时间中位数为 13 分钟，手术时间中位数为 90 分钟，手术中失血量中位数为 75ml，手术后留置尿管时间中位数为 6 天。2000—2005 年高新教授等对 170 例局限性前列腺癌行腹腔镜前列腺癌根治术均获成功，平均手术时间为 240 分钟，术中失血量平均为 100ml，手术后留置尿管时间平均为 13 天。并发症有手术中出血 1 例，直肠损伤 3 例，输尿管损伤 2 例。

（2）机器人辅助腹腔镜前列腺癌根治术

机器人辅助腹腔镜前列腺癌根治术（robot-assisted laparoscopic radical prostatectomy，RLRP）已逐渐成为治疗局限性前列腺癌的金标准术式。随着手术器械的完善并经标准化手术过程以后，手术效果与开放手术相比已无明显差异。2000 年，Abbou 等首次报道了机器人辅助腹腔镜前列腺癌根治术，揭开了前列腺癌治疗的新篇章。目前临床应用的设备主要是达芬奇手术系统，该系统有良好的视野，且操作灵活，非常适合狭小空间下的前列腺根治手术。对于有腹腔镜前列腺根治手术经验的医生转换成一个成熟机器人手术者的过程只需要40例手术经验，即可度过手术时间和出血量的学习曲线。

2004年，Pick等首次报道了经腹膜外途径机器人辅助腹腔镜前列腺癌根治术，而我国在2005年12月进行了首例保留性神经的机器人辅助腹腔镜前列腺癌根治术，之后不断完善，陆续有学者报道。机器人辅助腹腔镜前列腺癌根治术已经成为欧美国家治疗局限性前列腺癌的首选术式。2009年，全球有60 000例局限性前列腺癌的手术中有近70%患者接受了机器人辅助腹腔镜前列腺癌根治术，该术式能够提供放大10倍的三维视野，有助于外科医生更好地辨认前列腺周围各层组织及支配前列腺的血管神经束等解剖标志，同时器械操作的稳定性避免了医生手颤抖的影响，而且拥有7个活动自由的机械臂，操作更加灵活，手术解剖更加精细准确。

2017年，张旭等在《中华泌尿外科杂志》发表机器人辅助腹腔镜下根治性前列腺切除手术、勃起功能保留的手术技巧和疗效分析，文中总结了保留勃起功能关键的手术技巧有缝扎背静脉复合体技巧和保留神经血管束技巧及引流管放置技巧等，在完成的30例前列腺癌患者手术后随访6个月，17例保留了性功能，13例丧失性功能。张旭提出机器人辅助腹腔镜保留性功能的安全性好，疗效确切，值得临床医生参考。目前在条件允许的医院，应用机器人辅助腹腔镜下根治性前列腺切除手术应用于临床局限性前列腺癌高达70%，相比于开放耻骨后前列腺癌根治性切除术，其具有术中出血量少、功能恢复快、住院时间短、围手术期并发症少等优势。另外，在术后功能恢复及肿瘤学结果方面与开放手术效果相同。

机器人辅助前列腺癌根治术结果表明，其较常规腹腔镜手术表现出明显优势，已成为局限性前列腺癌手术治疗的重要选择及发展的主要趋势。其适应证和禁忌证与前列腺癌根治术的开放手术基本类似，主要依据患者健康状况、预期寿命及肿瘤危险因素等进行评估。主要适应证为：①肿瘤相对早期，危险因素评估包括 PSA $\leq$ 20 ng/ml、Gleason 评分 $\leq$ 7 分，以及临床分期 $\leq$ T_{2c} 的中、低危前列腺癌。②预期寿命 $\geq$ 10 年。③患者身体状况可耐受手术，无严重心、脑、肺等高风险疾病。禁忌证主要有：①患者存在心、脑、肺等重大疾病。②严重出血或凝血功能障碍性疾病。③预期寿命＜10 年。④已有远处淋巴结转移或骨转移者。

机器人辅助腹腔镜前列腺癌根治术的术中并发症主要有出血及肠管、输尿管损伤，术后有淋巴管漏、肠梗阻、吻合口狭窄。Dinlenc 等于 2004 年报道 1 例术中输尿管损伤后行输尿管吻合术，术后恢复良好。Fischer 等报道 210 例机器人辅助前列腺癌根治术，其中围手术期输血者有 1%，11 例发生术后淋巴管漏（7 例穿刺引流），2 例术中直肠损伤后吻合，由于腹膜外途径致术中腹膜损伤，术后腹膜损伤处发生 2 例小肠疝，1 例乙状结肠扭转。Lasser 等报道 239 例机器人辅助前列腺癌根治术，围手术期并发症 41 例（17.1%），其中中转开腹 1 例（与直肠广泛粘连），术中大出血 1 例，术后输血 9 例，5 例再次手术（其中 2 例尿管脱出，1 例膀胱镜下血块清除，1 例开放手术行耻骨后血块清除，1 例肠管损伤开放切除），1 例术后 17 天因肺栓塞死亡。另外，Barocas 等报道 1904 例前列腺癌根治术，其中机器人辅助腹腔镜前列腺癌根治术 1413 例，开放耻骨后前列腺癌根治术 491 例，以 PSA 为生化复发指标进行随访，用单变量分析法得出在相同的前列腺癌病理分级下，机器人辅助腹腔镜下和开放耻骨后前列腺癌根治术 3 年复发率没有区别。Drouin 等对 239 例（机器人辅助腹腔镜 71 例、单纯腹腔镜下 85 例、开放耻骨后 83 例）前列腺癌根治术后平均随访 49.7 个月，以 PSA 为生化复发指标，5 年复发率分别为 10.4%、11.9% 和 12.2%，三者没有区别。尿失禁恢复方面的报道在术后 12 个月内尿失禁恢复分别为 84% ～ 97% 和 79% ～ 93%，而且机器人辅助腹腔镜术后能恢复尿控达 20% ～ 27%，3 个月内恢复达 47% ～ 93%；在性功能恢复方面，机器人辅助腹腔镜术后 3 个月内达 46% ～ 54%，12 个月内恢复达 70% ～ 80%；开放术后 24 个月内达 47% ～ 76%。Rodriguez 等对小于 65 岁的 62 例机器人辅助前列腺癌根治术后进行了 2 年的随访，术前国际勃起功能 5 项评分为 22 ～ 25 分，术后随访 2 年有 90% 的患者恢复了性交能力，其中 65% 的患者国际勃起功能 5 项评分为 22 ～ 25 分，但是在保留双侧和单侧血管神经束之间比较没有区别。在亚洲国家约 50 个机构报道了机器人辅助腹腔镜前列腺癌根治术，输血率为 7% ～ 24%，T_2 期前列腺癌术后切缘阳性率为 9.8% ～ 24%，术后 6 个月内尿失禁恢复率为 75% ～ 94%。

目前，机器人腹腔镜设备和手术费用限制了临床应用和普及。我国有机器人设备的多是在大型医院，机器人腹腔镜手术的费用较传统腹腔镜要多花费 3 万元以上，但是机器人腹腔镜技术将发挥越来越重要的作用。随着机器人腹腔镜技术的发展，机器人辅助腹腔镜前列腺癌根治术将逐渐成为治疗临床局限性前列腺癌的金标准术式。

32. 中医药治疗前列腺癌的原则与方剂规律

目前，医生们对前列腺癌的病因、病机认识不尽相同，宋竖旗等认为本病病机为气血虚弱、阴阳失调、脾肾亏虚，导致湿、痰、瘀、热、毒内生，毒邪胶着凝炼于精室，而成癌瘤。贾利群认为其发病机制主要为肾气亏虚，痰湿蕴结下焦。贾英杰认为在前列腺癌的发生发展中，虚、毒、瘀、湿相互影响，早期以湿热、癌毒互结为主；手术期以气血亏虚为主；内分泌治疗期以阴阳失调为主，兼夹湿、毒、瘀；化疗期以脾肾虚为主，兼夹瘀、毒、湿；总体而言，前列腺癌病机总署本虚标实，虚实夹杂，其发生是各种致病因素作用机体，导致脏腑功能失调、气血失和、正气亏损，以及气血凝滞、痰浊结聚、邪毒壅积而成。

前列腺癌大体上可分为湿热蕴结、气滞血瘀、气阴两虚、肾阳亏虚等证型。本虚标实、虚实夹杂、以虚为主是晚期前列腺癌病因、病机的总特点，虚证以气虚、阴虚、肾虚为甚，实证以湿、痰、瘀、毒相杂；晚期主要是去势导致肿瘤细胞迅速凋亡（祛邪），加上正气受损及内分泌药物本身的不良反应，主要证见疲乏、气短、潮热汗出、胃纳差，出现（肺脾）气阴两虚的证候为主；其不良反应可使患者生活质量下降。中药可以调整阴阳、平和气血；生地黄、熟地黄、山茱萸、女贞子、黄精、菟丝子、枸杞子、地骨皮、菊花、茯苓、浮小麦、泽泻、甘草为基本方，临床随症加减；服用雌激素者可加中成药丹参片、丹参滴丸或益气活血化瘀的桃红四物汤、补阳还五汤抵抗其心血管毒性，预防心肌梗死、脑卒中、静脉血栓形成等疾病。

中医学认为肾主骨生髓，骨转移首当肾虚，以阴虚多见，治疗应以滋阴补肾为先。彭煜等以补肾通滞法为拟定方：熟地黄12g，鹿角霜9g，玄参9g，牡蛎9g，象贝母9g，穿山甲9g，半枝莲15g，白花蛇舌草15g，蜀羊泉15g，附片6g，肉桂10g，炮姜4.5g，麻黄6g，白芥子9g。功能为温肾补血、软坚消积、活血祛瘀、散寒通滞。方用熟地黄补肾阴；穿山甲软坚消积、活血祛瘀；辅以麻黄引阳气开寒结。对于晚期前列腺癌患者的治疗，在改善生活质量方面特别是缓解骨转移疼痛症状中取得了显著效果，对延缓骨转移的进展速度及缓解疼痛症状有效。

　　前列腺癌外放射治疗期间的并发症包括放射性肠炎、放射性膀胱炎和放射性皮肤损伤等，其可能伤及神经而导致性功能丧失，患者异常疲倦、腹泻、小便频繁且排尿困难，放疗部位皮肤敏感干燥、放疗处毛发脱落等。大多数并发症在治疗过程中会逐渐加重，部分并发症可能持续终身。中医辨证属气阴两伤，或气虚血瘀，或热重内盛；治以扶正祛邪为主，取益气养阴、清热解毒之法。放疗导致的异常疲倦或脱发者宜滋补肝肾，可用生地黄、玉竹、沙参、枸杞子、女贞子、太子参、山茱萸、黄芪、补骨脂等；放射性肠炎腹泻者可选用参苓白术散、葛根芩连汤、四神丸等加豆蔻、石榴皮、火炭母、救必应等；放射性膀胱炎治宜清热解毒、利湿通淋，可选用济生肾气丸、五苓散、癃闭散加土茯苓、白茅根、车前草、薏苡仁、瞿麦、萹蓄、灯心草等。

　　安婉丽等分析中医药治疗前列腺癌的用药模式及组方规律，预测新处方。通过中国全文期刊数据库、维普网仓储式在线出版平台、万方数据知识服务平台挖掘治疗前列腺癌有效的中医药方剂，对其运用中医传承辅助系统软件建立前列腺癌的方剂数据库，并分析其用药模式和组方规律，预测新处方。筛选治疗前列腺癌有效方剂289条，分析显示治疗前列腺癌的常用中药有40味，其中补气类药物、滋补肝肾类药物使用频率最高，兼以清热解毒类药物、清热利湿类药物、活血化瘀类药物。常用药对组合模式有14种，新方聚类核心组合6个及新方组合3个。推测新方功效分别为益气养阴，破血消癥；清热解毒，活血化瘀；滋补肝肾。治疗前列腺癌方剂中出现频次在 25 ～ 150 次的中药有：土茯苓、王不留行、全蝎、龟甲、川芎、大黄、夏枯草、麦冬、穿山甲、丹参、姜黄、薏苡仁、龙葵、当归、太子参、生地、党参、黄柏、牡丹皮、莪术、白芍、猪苓、女贞子、车前子、鳖甲、黄芪、茯苓、甘草、熟地、山茱萸、白花蛇舌草、白术、泽泻、枸杞、陈皮、半枝莲、山药、菟丝子、黄精。应用比较广泛的中药配伍，包含 8 味中药分别是健脾补气的黄芪、白术、甘草；利湿逐饮的茯苓、泽泻；滋补肾精的熟地黄、山茱萸；清热解毒的白花蛇舌草。符合中医治疗前列腺癌"调理脾胃、祛瘀利湿、养阴益肾、扶正解毒"的基本治法。针对前列腺癌关联度最大的 2 ～ 4 味药的聚类分析显示有 6 个新方核心组合，得到 3 个新处方。处方一药物组成是蜈蚣、山慈菇、鳖甲、党参、阿胶，分析其功效为补气滋阴，破血消癥，与川龙抑癌汤方的组成及功效相似。处方二药物组成是山慈菇、土茯苓、穿山甲、知母、仙鹤草，分析其功效为清热解毒化瘀；处方三药物组成是熟地黄、山药、山茱萸、泽泻、浮小麦、菟丝子、地骨皮、黄精，分析其功效为滋补脾肾，利水逐饮。其中，处方三的组成及功效与临床上常用的六味地黄丸、知柏地黄丸相似。

（赵　鸿　张永青　整理）

33. 前列腺癌免疫治疗有望成为攻克肿瘤的新武器

（1）前列腺癌免疫治疗的新方向

目前，前列腺癌的一线治疗方式主要是以手术和药物治疗在内的雄激素阻断疗法为主，这对激素依赖型前列腺癌有效果，但最终大多数会进展为侵袭性更高的去势抵抗型前列腺癌。对于去势抵抗型前列腺癌，目前缺乏有效的治疗手段，因此，探索新型有效的治疗方法一直是泌尿外科学术界所需要攻克的难题之一。而免疫反应在前列腺癌的发生发展和放化疗疗效上都扮演了重要的角色，针对前列腺癌免疫治疗的基础研究和临床试验也取得了很大的进展，肿瘤免疫也是近年来国际上的研究热点。

因免疫治疗可通过激活宿主免疫细胞特异性攻击前列腺癌细胞产生肿瘤特异性免疫，因此，其可用于所有临床阶段的前列腺癌治疗，包括新辅助治疗、根治性治疗后的辅助治疗、生化复发后的治疗、去势抵抗型前列腺癌的治疗等。机体的免疫系统具有免疫监视功能，能够正确识别"自己"和"非己"成分，并通过固有免疫和适应性免疫特异性清除"非已"成分。然而在这种免疫应答机制的作用下，许多肿瘤细胞仍在机体内进行性生长，表明肿瘤细胞能通过某些机制逃避宿主的免疫监视功能和免疫系统的识别攻击，从而使机体不能产生有效的抗肿瘤免疫应答效应，即肿瘤的免疫逃逸。肿瘤的免疫逃逸是一个复杂的病理过程，机体免疫系统的任何一个环节异常都可能导致肿瘤的发生发展，其过程主要涉及免疫抑制因子异常、抗原提呈细胞障碍及肿瘤细胞自身改变等环节。

前列腺癌免疫治疗的优势就在于前列腺癌细胞表达具有高度特异性及有效性的肿瘤相关抗原，如前列腺特异性抗原、前列腺特异性膜抗原、前列腺酸性磷酸酶、前列腺干细胞抗原等，使前列腺癌易于早期发现，也使免疫治疗能够更加精确地作用于靶细胞。另外，前列腺癌进展相对较缓慢，拥有很长的自然病程，给机体提供了充分的时间产生抗肿瘤免疫反应。而且前列腺并不是一个重要的免疫器官，免疫治疗对于正常剩余前列腺组织的清除作用也并不会产生严重的临床后果。但免疫治疗也存在一定程度的局限性，临床试验当中部分患者出现的免疫反应与最后的临床结局并无明显正相关。Kwek 等分析了 42 例接受抗 CTLA4 抗体 Ipilimumab 药物（商品名：Yervoy）的前列腺癌患者，1～2 个疗程后发现部分患者体内 $CD4^+$ 和 $CD8^+$ 效应 T 细胞水平显著提高，说明其抗肿瘤免疫反应已开始恢复，但长期随访后发现与其他患者比较，总体生存时间并无明显差异。

（2）肿瘤疫苗为基础的免疫治疗

肿瘤免疫治疗以疫苗为基础，其目标是刺激机体产生针对肿瘤抗原特异性的抗肿瘤免疫反应，同时最大限度地减少对人体正常组织的损伤。目前关于去势抵抗性前列腺癌免疫治疗的 5 种主要疫苗包括自体细胞来源疫苗、肿瘤细胞疫苗、基于病毒技术的疫苗、肽类疫苗和 DNA 疫苗。

特异性肿瘤疫苗的研究具有很长的历史，但一直未有所突破，直到融合蛋白及与细胞治疗相结合技术的出现才改变了研究现状。肿瘤疫苗来源于自体或异体的肿瘤细胞或其提取物，单独或联合免疫佐剂接种机体，应用肿瘤细胞表面具有抗原特异性和免疫原性的生物标志激发和增强机体特异性抗肿瘤免疫反应，阻止肿瘤生长、扩散和复发，进而达到杀伤或清除肿瘤细胞的目的。

（3）病毒疫苗的免疫治疗

病毒疫苗是将肿瘤抗原整合至病毒骨架所形成的疫苗，这种疫苗的优势在于病毒蛋白本身就可以作为免疫原激发机体免疫反应，而且病毒疫苗组装方便，利于大量生产。PROSTVAC 疫苗是以两种痘病毒为载体，包含 PSA 和 3 种共刺激分子（B7-1、细胞间黏附分子 -1 和白细胞功能相关抗原 -3）其能促进机体针对 PSA 特异性免疫应答的重组前列腺癌病毒疫苗，为了增强免疫疗效，其中牛痘病毒作为初始免疫载体，随后给予禽痘病毒加强免疫。

（4）细胞疫苗的免疫治疗

粒细胞－巨噬细胞集落刺激因子是一类有效的组织中抗原递呈细胞（antigen-presenting cells，APCs）激活剂，在打破肿瘤免疫耐受和抗肿瘤免疫反应中扮演了重要作用。转导粒细胞－巨噬细胞集落刺激因子的肿瘤细胞可以作为一种细胞疫苗，国外称之为 GVAX 疫苗。GVAX 疫苗来源于两种前列腺癌细胞株

（LNCaP、PC3），分别代表了激素依赖型前列腺癌和去势抵抗型前列腺癌，在经过遗传修饰后可以分泌粒细胞 - 巨噬细胞集落刺激因子，但目前 GVAX 疫苗治疗前列腺癌Ⅲ期临床试验已被提前终止。

VITAL-1 试验评估了 GVAX 疫苗单一疗法和多西他赛与强的松联合疗法的疗效，两者差异无统计学意义，而 VITAL-2 试验评估了 GVAX 疫苗联合多西他赛疗法和强的松联合多西他赛疗法的疗效，GVAX 疫苗组出现了较高的死亡率和较低的中位生存时间。尽管如此，该疫苗联合其他疗法及在胰腺癌、乳腺癌和黑色素瘤等其他类型肿瘤中的临床试验研究仍在进行中。

Sipuleucel-T 是 2010 年第 1 种被美国 FDA 批准用于治疗实体瘤的疫苗。Sipuleucel- T 通过收集患者外周血的单核细胞（主要为抗原提呈细胞）并将其与前列腺酸性磷酸酶和粒细胞 - 巨噬细胞集落刺激因子融合蛋白共同培养后获得。抗原提呈细胞通过这种共培养后被激活并被回输到患者体内。在Ⅰ / Ⅱ期临床试验中，Sipuleucel-T 治疗显示出了良好的安全性和耐受性，并且能产生较强的抗原特异性免疫反应。在 Sipuleucel-T 治疗转移性去势抵抗型前列腺癌的Ⅲ期临床试验中，Sipuleucel-T 亦能给这类患者带来明显的生存获益。Kantoff 等也报道，Sipuleucel-T 治疗后，去势转移型前列腺癌患者的死亡风险降低 22%，中位总生存期在 Sipuleucel-T 治疗组和安慰剂治疗组分别为 25.8 个月和 21.7 个月。进一步分析发现，低水平 PSA 患者能从 Sipuleucel-T 治疗中获得 13 个月的生存获益，而高水平 PSA 患者只能获得 2.8 个月的生存获益。

（5）PD-1 的免疫治疗

肿瘤免疫治疗领域最具有研究前景的是免疫检查点抑制中的程序性死亡受体 -1/ 程序性死亡配体 -1（programmed cell death-1，PD-1/ programmed cell death-ligand，PD-L1）抑制剂，通过阻断程序性死亡受体 -1 与其配体程序性死亡配体 -1 结合，从而终止 T 细胞的负性调控信号，使 T 细胞的活性恢复，进而逆转肿瘤免疫逃逸机制，恢复自身免疫应答，最后起到抑制和杀伤肿瘤的作用，其为前列腺癌的免疫治疗提供了新的方向。

程序性死亡受体 -1 是一种表达于 CD4+、CD8+T 细胞、B 细胞、NK 细胞和单核细胞膜上的跨膜糖蛋白抑制性受体，属于 CD28 家族，其由 Lshidci 等于 1992 年采用削减杂交的方法，于凋亡的 T 细胞杂交瘤中得到并命名。其主要配体为程序性死亡配体 -1 和程序性死亡配体 -2，二者在多种免疫细胞及组织中表达，而程序性死亡配体 -1 在多种人体肿瘤细胞中表达。肿瘤相关 CD8+T 细胞所表达的程序性死亡配体 -1 是抗肿瘤内源性 T 细胞一个重要的免疫检查点，对于机体免疫系统保持平衡和自我耐受性具有重要作用。然而，这些免疫检查点也可能是一种常见的肿瘤细胞逃逸机制。

Ebelt 等发现前列腺癌细胞并不表达程序性死亡配体 -1，而是前列腺肿瘤微环境的 CD8+T 细胞表达程序性死亡受体 -1。

Sfanos 等也发现，由于前列腺肿瘤中 CD8$^+$T 细胞中程序性死亡受体 -1 高表达，导致这些 T 细胞不可能产生有效的抗肿瘤反应。然而，Champiat 等研究发现，程序性死亡受体 -1/ 程序性死亡配体 -1 抑制剂可能激活新的免疫检查点或新的信号转导通路，诱发新的免疫逃逸机制，反而会加速某些肿瘤的生长速度，使肿瘤转变为高度进展性疾病模式，这也提示免疫治疗的复杂性与不确定性。

（6）DNA 疫苗使机体产生特异性免疫反应

DNA 疫苗是指将编码某种特异性抗原的基因片段克隆到真核表达载体制成的疫苗，其可直接或经包装被导入宿主体内，转录并翻译所编码的蛋白，并通过不同的抗原呈递途径，诱导机体同时产生针对该抗原的特异性细胞和体液免疫反应。

DNA 疫苗优点：首先，DNA 疫苗可以克隆编码肿瘤特异性抗原，促使机体产生特异性免疫反应，从而特异性地清除肿瘤细胞；其次，DNA 疫苗不会在体内诱发自身免疫性疾病，安全性良好；最后，DNA 疫苗以质粒载体为基础，易于构建和处理，可大规模生产且成本低廉，储存和运输方便，非常适合进行产业化开发和应用。

基于前列腺癌肿瘤相关抗原的 DNA 疫苗临床研究正在进行中，相关研究显示，DNA 疫苗 pTVG-HP 在局部复发的前列腺癌患者的治疗中促使机体产生了免疫应答。

（7）过继细胞免疫治疗

过继细胞免疫治疗是将自体或异体免疫细胞，如 T 细胞、NK 细胞等在体外进行基因修饰，加入肿瘤特异性抗原和共刺激信号，再进行培养筛选扩增活化，将具有高度特异性的效应细胞回输给患者，以达到清除肿瘤细胞、阻止肿瘤复发的目的。

自 1985 年发现采用淋巴因子激活的杀伤细胞联合 IL-2 治疗转移性肿瘤后，人们便开始了对免疫活性细胞的探索。过继细胞免疫治疗也经过了几代的发展，其中嵌合抗原受体 T 细胞是目前国际上肿瘤过继细胞免疫研究的热点。尽管近年来去势抵抗型前列腺癌的免疫治疗出现快速发展，但是免疫治疗的疗效评估并不能套用化疗的疗效评价标准，如 Sipuleucel-T 治疗前列腺癌的临床试验中，一些患者治疗后 PSA 会再次升高，但是其总生存期却得到了改善。因此，仍需要进一步探索临床上实用的免疫治疗疗效评估标准。

目前来看，免疫治疗在前列腺癌治疗中的作用仍然有限，但是随着对前列腺癌生物学行为及其与免疫系统之间关系认识的深入，将会发现更加有效的前列腺癌免疫治疗方法。

34. ¹²⁵I 粒子植入治疗前列腺癌

放射性粒子植入是一种微创的近距离放射治疗前列腺癌的方法。1917 年，Barringer 完成首例经会阴途径镭针植入治疗前列腺癌。1972 年，Whitmore 等首创经耻骨后开放途径在前列腺内

永久植入 ^{125} I 粒子行内放疗法。到 20 世纪 80 年代采用直肠超声引导下经会阴前列腺穿刺植入 ^{125} I 粒子治疗前列腺癌。

（1）放射性粒子治疗的适应证

放射性粒子治疗的适应证：①单纯行粒子植入治疗的适应证：低危的局限性前列腺癌患者，肿瘤分期为 T_1～T_2；PSA ＜ 10 ng/ml；Gleason 评分＜ 7 分；腺体体积＜ 50ml。②放射性粒子联合外放射治疗、内分泌治疗等其他方法：高危、出现远处转移的前列腺癌患者，肿瘤分期为 T_3，PSA ＞ 10 ng/ml；Gleason 评分＞ 7 分；腺体体积大于 50ml。③介于高低危组之间的中危组患者，可以根据具体情况具体分析。

（2）仪器设备及植入材料

超声仪选用西门子公司提供的配有直肠探头的仪器。其他仪器有计算机三维治疗系统，前列腺穿刺固定器、模板、步进器、粒子植入针及粒子植入枪（美国 Mick Radio Auclear 公司提供）。放射性 ^{125} I 粒子由上海某公司提供。

（3）放射性 ^{125} I 粒子植入治疗的方法

术前准备包括排空肠道，必要时灌肠，以及术前应用抗生素预防感染。制订治疗计划与剂量，超声引导下获取前列腺组织 5mm 层厚的图像，传递至治疗计划系统，获取前列腺及其周围组织轮廓和位置关系，初步了解所需粒子数，采用计算机辅助前列腺放射粒子植入系统，设定治疗计划。专家建议 ^{125} I 的处方剂量为 100～145Gy，植入粒子的数量为 50～75 粒，对低危患者，≤140Gy 已经足够，但对高危患者，需要 200Gy 甚至更多。

经直肠超声引导下放射粒子的植入：患者常规术前准备，采用全身麻醉，取截石位。常规会阴、直肠消毒，留置导尿管。采用计算机辅助前列腺放射粒子植入系统，将超声图像调至与术前设定、计划的图像完全吻合，在经直肠超声的引导下，经模板将粒子植入针穿刺入前列腺计划部位，再用植入枪植入 ^{125}I 放射粒子。术后行尿道膀胱镜检查，将误入膀胱和尿道的粒子取出，留置导尿管。术后抗感染、对症支持治疗等，高危组患者可用氟他胺。

Morrisis 等对 1006 例中、低风险前列腺癌患者进行回顾性总结分析，^{125}I 粒子近距离植入治疗后其 5 年生存率为（95.6±1.6）%，7 年生存率为（93.4±1.8）%。超声引导下单纯粒子植入治疗低危组前列腺癌患者手术时间缩短，对组织损伤更小，康复快；对于中高危组患者，需要联合内分泌治疗及外放射等治疗方法。研究显示 ^{125}I 粒子植入治疗前列腺癌虽属于微创手术，但也引起一些并发症，主要表现为直肠损伤、尿道出血及狭窄等，部分患者出现尿急、尿频、尿痛及排便习惯改变等，大部分患者术后没有严重的尿道狭窄及尿失禁等并发症。

（4）^{125}I 粒子近距离植入防护

医务人员手指放射剂量的最低防护标准每年不超过 500mSv 由于术中医务人员必须直接接触粒子，是放射暴露最主要的人群之一，所以术前必须穿好铅防护衣，戴好铅手套、铅围脖和铅眼镜。术中由巡回护士、器械护士、核医学科医生共同核对粒子数目，避免粒子遗失，植入 ^{125}I 粒子的数量和活度取决于前列腺的大小。取放粒子应用 10cm 以上的镊子或颗粒源简易机械手，操作中必须轻柔准确，避免损坏粒子外壳引起放射泄露。手术操作人员必须操作熟练，缩短接触放射源的时间，降低受照剂量。放射性粒子应专人管理，植入过程中记录患者植入粒子的日期、数量、活度。

孕妇和儿童应与患者保持 2m 以上距离。前列腺癌患者植入 ^{125}I 粒子后的最初 2 个月要避免靠近孕妇，1.5 个月内儿童避免坐在患者膝上，6 个月后无须特殊防护。

35. ^{89}Sr 和 ^{153}Sm-EDTMP 治疗前列腺癌骨转移

目前，恶性肿瘤发生骨转移概率较高，如约有 80% 的前列腺癌、50% 的乳腺癌，以及肺癌常发展为骨转移性癌，并且有近 50% 患者伴有骨痛。这些肿瘤晚期患者常规用放疗的方法治疗，但因相邻重要组织器官的限制，不能达到有效的治疗剂量，且当多处骨转移时，这种方法更受到相当大的限制。现在临床广泛采用放射性核素 ^{153}Sm、^{89}Sr 及 ^{188}Re 等内照射治疗，以缓解疼痛、减轻症状、提高患者生存质量，甚至延长生命。

（1）方法

注射用氯化锶（^{89}SrCl$_2$ 注射液，上海科兴药业公司提供）

35 ～ 40mCi/kg 计算剂量，静脉注射，每次注射间隔 3 个月。^{153}Sm-EDTMP（^{153}Sm-EDTMP 注射液由成都中核高通同位素股份有限公司提供）静脉给药，以 0.5 ～ 1.0 mCi/kg 计算剂量，每隔 1 ～ 2 个月注射 1 次，3 次为 1 个疗程。

（2）疗效

前列腺癌经 ^{89}Sr 与 ^{153}Sm-EDTMP 治疗骨痛的总有效率分别为 95.7%、90.0 %，不良反应表现为骨髓暂时抑制，且以 ^{153}Sm-EDTMP 为甚。放射性核素治疗以成骨为主的骨转移灶，镇痛效果明显，方法简便，不良反应小，且以 ^{89}SrCl$_2$ 为首选。

^{89}SrCl$_2$ 是一种发射纯 β 射线的放射性核素，射线能量为 1.46MeV，半衰期为 50.5 天，静脉注射 ^{89}SrCl$_2$ 很快自血液中消失而聚集在成骨细胞组织中。^{89}SrCl$_2$ 在骨转移病灶的聚集量是正常骨的 2 ～ 25 倍，转移灶的吸收剂量可达 3700 ～ 34 188Gy，对转移灶有明显的辐射作用和杀死肿瘤细胞，对骨癌引起的疼痛具有相当好的镇痛效果，大部分病灶疼痛均能减轻或消失。^{89}SrCl$_2$ 在转移灶内的生物半衰期比较长（＞ 50 天），注射后 90 天，其在骨转移病灶内的滞留量仍可达 20% ～ 88%，可持续治疗，一般在注射 1 次后，其镇痛效果可维持 3 ～ 6 个月。应用放射性核素 ^{153}Sm-EDTMP 物理半衰期为 46.2 小时，生物半衰期为 520 小时，其发射的 β 射线能量为 810 keV，β 射线射程平均为 3mm，对周围组织影响小。

^{153}Sm-EDTMP 静脉注射后 2 ～ 3 小时，约 60% 被骨组织

的羟基磷灰石晶体吸收，病变骨／正常骨放射性摄取比值为 16 ： 1。^{153}Sm-EDTMP 在体内具有抗水解和降解作用，而且还具有导向性和杀伤性，可抑制骨病灶对疼痛物质（前列腺素，尤其是 PGE1 和 PGE2）的分泌。^{89}SrCl$_2$ 与 ^{153}Sm-EDTMP 的姑息镇痛效果为 70% ～ 90%，疗效与病理类型密切相关，成骨代谢为主的骨转移灶疗效明显好于溶骨代谢为主的骨转移灶。

（3）放射性防护

医护人员：要求医护人员具有较强的护理理论知识，熟练的操作技术和丰富的放射性防护知识。严格遵守操作规程，控制放射源的质与量，利用屏蔽物质减少照射时间，延长照射距离。

接受治疗的患者：^{153}Sm 可存在于分泌物及排泄物中，患者的大小便应排泄到指定的卫生间，在排污系统中衰变。处理汗液、唾液及血液等一切污染衣物及环境采用稀释法，用大量清水冲洗后将废物及污物放入有屏蔽的污物桶内，标记上废物类型、比活度范围、存放日期等。当比活度降低到 7.4×10^6 Bq/kg 以下后，可做非放射性废物处理。注射药物后多饮水，防止膀胱内照射，1 周内不要与他人近距离接触，不得到公共场所，禁止与婴幼儿及孕妇亲密接触。

前列腺癌发生骨转移的临床表现主要有剧烈疼痛、病理性骨折等，严重影响患者生活质量。^{89}SrCl$_2$ 作为目前使用广泛的亲骨性、放射性核素，可被成骨性及溶骨性病灶吸收。^{89}SrCl$_2$ 与其他药物组合均能够达到协同疗效的作用，达到缓解疼痛及治疗骨转移的目的。目前国内对 $^{89}SrCl_2$ 联合唑来膦酸、$^{89}SrCl_2$ 联合 $^{99}Tc\text{-}MDP$、$^{89}SrCl_2$ 治疗前列腺癌骨转移临床效果与安全性的比较研究较少。梁坤研究结果提示，$^{89}SrCl_2$ 联合唑来膦酸组的骨痛缓解有效率达 88.23%。张青菊等认为，$^{89}SrCl_2$ 联合唑来膦酸与单纯使用 $^{89}SrCl_2$ 治疗肺癌骨转移痛的有效率分别为 75.0% 和 61.0%；刘恒超等报道，$^{89}SrCl_2$ 联合唑来膦酸与单纯使用 $^{89}SrCl_2$ 治疗乳腺癌骨转移痛的有效率分别为 92.9% 和 73.3%；董占飞等认为，$^{89}SrCl_2$ 联合唑来膦酸治疗肺癌骨转移痛的有效率（84.38%）高于单纯使用 $^{89}SrCl_2$（60.61%），但与 $^{89}SrCl_2$ 联合 $^{99}Tc\text{-}MDP$ 的效果（83.33%）相比，差异无显著性。

$^{89}SrCl_2$ 联合唑来膦酸比单纯使用 $^{89}SrCl_2$ 治疗更为有效，另一方面也提示联合用药或单用药物均无法有效预防骨转移新病灶的出现。

（陈　燕　张　驰　整理）

参考文献

1. Reece AS.Dying for love:Perimenopausal degeneration of vaginal microbiome drives the chronic inflammation malignat treasformation of benign prostatic hyperplasia to prostatic adenocarcinoma.Med-Hypotheses，2017，101：44-47.

2. Kulchavenya EV，Shevchenko SY，Cherednichenko AG.Diagnosis and treatment of cystitis：more question than answeres.Urologiia，2016，（5）：37-42.

3. Bozhedomov A.Chronic prostatitis：a new paradigm of treatment.Urologiia，2016，（3 Suppl 3）：78-90.

4. Zaitsev AV，Pushkar DY，Khodyreva LA，et al.Bacterial prostatitis and prostatic fibrosis：modern view on the treatment and prophylaxis.Urologiia，2016，（4）：114-120.

5. Kholtobin DP，Kulchavenya DP，Khomyakow BT.Cancer and genitourinary tuberculosis（literature review and clinical observations）.Urologiia，2016，（4）：106-109.

6. Korneev LA.Russian experience with vitaprost fort suppositories in patients with lower urinary tract symptoms and benign prostatic hyperplasia: comparative analysis of studies.Urologiia，2017，（3）：138-144.

7. Daniunaite K，Dubikaityte M，Gibas P，et al.Clinical significance of miRNA host gene promoter methylation in prostate cancer.Hum-Mol-Genet，2017，26（13）：2451-2461.

8. Zylla D，Steele G，Cupta PA. systematic review of impact of pain on overall survival in patients with cancer.Suuport-Care-Cancer，2017，25（5）：1687-1698.

9. Mizoguchi S，Mori K，Wang Z，et al.Effects of estrogen receptor β stimulation in a rat model of non-bacterial prostatic inflammation.Prostate，2017，77（7）：803-811.

10. Gallo L.The effect of a pure anti-inflammatory therapy on reducing prostate-specific antigen levels in patients diagnosed with a histologic prostatitis.Urology，2016，（94）：198-203.

11. Topac H，Goktas S，Basal S，et al.A prospective controlled study to determine the duration of antibiotherapy in the patients with elevated serum PAS levels.Minerva Urol Nefrol，2016，68（3）：270-274.

12. Giunchi F，Jordahl K，Bollito E，et al.Interpathologist concordance in the histological diagnosis of focal prostatic atrophy lesions，acute and chronic prostatitis，PIN，and prostate cancer.Virchows Arch，2017，470（6）：711-715.

13. Salvino JM，Srikanth YVV，Lou R，et al.Novel small molecule guanidine sigmal inhibitors for advanced prostate cancer.Bioorg-Med-Chem-Lett，2017，27（10）：2216-2220.

14. Neimark AI，Tachalov MA，Neimark BA，et al.X-ray-guided endovascular surgery in patients with benign prostatic hyperplasia and prostate cancer.Urologiia，2017，（1）：54-60.

15. 王楷峰，严泽军，蒋军辉.饮食因素、生活方式与前列腺癌发生发展的研究进展.国际泌尿系统杂志，2018，38（2）：299-310.

16. 徐煜，姜昊文，丁强.肥胖与前列腺癌关系.国际泌尿系统杂志，2007，27（6）：794-796.

17. 程茹，徐勇 . 肥胖与前列腺癌、良性前列腺增生 . 国际泌尿系统杂志，2010，30（2）：187-190.

18. 付什，周娟，王忠 . 脂联素及其受体在前列腺癌中的作用和研究进展 . 上海交通大学学报（医学版），2017，37（10）：1434-1437.

19. 杨柳清，石汉平 . 昼夜节律与肿瘤 . 肿瘤代谢与营养电子杂志，2017，4（3）：338-342.

20. 陈雪艳，熊婷，刘晓旺 . 大蒜内烯丙基硫在恶性肿瘤中的作用 . 国际肿瘤学杂志，2017，44（2）：122-124.

21. 李佳琦，林天海，孙晟，等 . 肥胖与前列腺癌关系的研究进展 . 国际泌尿系统杂志，2018，38（1）：16-20.

22. 宋小妹，李晓幸，张俊飞，等 . 乳制品与癌症患病风险关系的研究进展 . 中国食物与营养，2017，23（6）：76-81.

23. 罗超应，罗磐真，李锦宇，等 . 饮食与疾病：由牛奶致癌说引发的思考 . 医学与哲学，2016，37（5）：25-27.

24. 陈争光，顾朝辉，董刚，等 . 经直肠超声引导下前列腺穿刺术后并发症的危险因素研究 . 中华实验外科杂志，2017，34（4）：691-693.

25. 黄聪，宋刚，王鹤，等 . 首次前列腺穿刺阴性患者行重复穿刺临床前列腺癌预测模型的建立 . 中华医学杂志，2018，98（32）：2559-2563.

26. 钟婉媚，莫承强，罗俊航，等 . 902 例超声引导下经直肠前列腺穿刺的并发症分析及处理 . 中华腔镜泌尿外科杂志（电子版），2018，12（2）：83-85.

27. 黄聪，纪光杰，宋刚，等 . 基于多参数磁共振成像对前列腺重复穿刺结果的预测价值 . 中华医学杂志，2018，98（2）：132-135.

28. 李虎宜，杨碧云，黄小军，等．经直肠超声引导下前列腺穿刺活检降低诊断感染并发症的临床研究．现代泌尿生殖肿瘤杂志，2015，7（2）：85-87.

29. 李东，刘久敏．如何做好前列腺穿刺．现代泌尿生殖肿瘤杂志，2017，9（1）：61-63.

30. 宋刚，纪光杰，张雷，等．前列腺癌患者年龄与病理分级关系的研究（附2 929例报告）．中华泌尿外科杂志，2017，38（2）：106-109.

31. 王卫生，孙琼，李立宇，等．超声引导下经会阴前列腺穿刺与经直肠穿刺活检的对比研究．临床研究，2017，21（13）：157.

32. 丁雪飞，栾阳，黄天宝，等．经会阴模板引导下前列腺饱和穿刺对勃起功能的影响．中华泌尿外科杂志，2017，38（10）：786-788.

33. 兰雨，何秀丽．经直肠超声引导下穿刺活检在前列腺癌诊断中的临床应用价值．解放军医学杂志，2016，41（5）：416-419.

34. 中华医学会泌尿外科学分会，中国前列腺癌联盟．前列腺穿刺中国专家共识．中华泌尿外科杂志，2016，37（4）：241-244.

35. 周大庆，余小祥，张文凯，等．经直肠6+X点，14+X点两种前列腺穿刺活检术的临床应用比较．现代泌尿生殖肿瘤杂志，2015，7（4）：212-215，218.

36. 陈锐，谢立平，周利群，等．中国前列腺癌联盟成员医院前列腺穿刺活检现状调查报告．中华泌尿外科杂志，2015，36（5）：342-345.

37. 刘照旭．前列腺增生症与勃起功能障碍．泌尿外科杂志（电子版），2017，9（3）：9-11.

38. 杨志刚，张飞，马旭东．前列腺增生致膀胱出口梗阻后逼尿肌功能改变对尿流动力参数的影响．现代泌尿外科杂志，2013，18（6）：568-571.

39. 王宁华，苏元华，董锐，等 . 前列腺切除术中前列腺偶发癌的检出率及预后影响因素分析 . 实用癌症杂志，2017，32（8）：1341-1344.

40. 陆超，花豹，茅原申，等 . 分析前列腺增生术后发现的前列腺癌的临床特征与预后（附 13 例临床资料）. 中国男科学杂志，2017，31（2）：29-32.

41. 包高娃，梁英，胡欣，等 . 良性前列腺增生术中发现前列腺偶发癌与免疫组化应用 . 中国保健营养，2017，12（下）：154.

42. 金春雪 . 膀胱前列腺切除患者前列腺偶发癌的发生率与临床病理特点分析 . 中国医药指南，2015，13（19）：167.

43. 张继邦，陈玉松，黄水斌 . 前列腺增生术后前列腺癌 12 例报告 . 中国男科学杂志，2014，28（4）：59-60.

44. 姚烽，王明，苟欣 . 不同年龄组前列腺癌临床特征与预后因素分析 . 重庆医科大学学报，2014，39（11）：1569-1572.

45. 王跃，杜少静，张晋夏，等 . 年轻前列腺癌患者 28 例临床病理特征及预后分析 . 中华病理学杂志，2017，46（6）：373-375.

46. 宋刚，纪光杰，方冬，等 . 青年前列腺癌患者临床病理特点分析 . 中华医学杂志，2017，97（8）：608-611.

47. 教玉颖，付鹏 . 前列腺癌分子显像的相关进展 . 医学综述，2017，23（24）：4791-4795.

48. 刘申，吴小候 . 前列腺癌诊断的研究新进展 . 重庆医学，2017，46（15）：2150-2152.

49. 李建民，赵红，沈思瑶，等 . 经直肠超声在前列腺癌诊断中的应用研究进展 . 江西医药，2018，53（2）：182-184.

50. 王永峰，张红鸽，高恒瑞.前列腺偶发癌的临床病理分析.中国现代医生，2015，53（5）：17-19.

51. 赵国栋，刘士军，胡浩.前列腺偶发癌的临床分期及治疗方案与预后的相关性研究.临床和实验医学杂志，2014，13（12）：1014-1016.

52. 沈棋，胡帅，李峻，等.膀胱前列腺切除术中患者前列腺偶发癌发生率及临床病理特点分析.北京大学学报（医学版），2014，46（4）：515-518.

53. 卢风.运动锻炼与前列腺癌关系研究进展.中国性科学，2017，26（5）：14-17.

54. 陈杰生，黄银群.血清前列腺特异性抗原在前列腺癌诊断中的应用价值及前列腺癌的相关影响因素分析.中国当代医药，2018，25（20）：21-24.

55. 梅傲冰，张俊豪，贾本忠，等.前列腺癌中 EPCA-2、PSA 分子的表达及相关性.广东医学，2017，38（17）：2658-2661.

56. 李林，熊有毅，秦威，等.患者血清前列腺特异抗原、细胞蛋白 19 片段抗原 21-1 联合检测乳腺癌的临床研究.中华实验外科杂志，2017，34（8）：1388-1390.

57. 赵磊，梁朝朝.前列腺癌生物标志物研究新进展.中华泌尿外科杂志，2017，38（6）：477-480.

58. 李腊秀，马越云，李卓，等.尿液 exosomal miR-375 在前列腺癌诊断中的价值探讨.中华检验医学杂志，2017，40（4）：273-277.

59. 朱耀，唐钵，戴波，等.前列腺健康指数在中国男性前列腺癌诊断中的应用研究.中华外科杂志，2017，55（10）：734-737.

60. 中华医学会泌尿外科学分会，中国前列腺癌联盟.中国前列腺癌药物去势

治疗专家共识 . 中华泌尿外科杂志，2016，37（7）：481-484.

61. 孙颖浩，杨悦 . 前列腺癌内分泌治疗的现状与展望 . 实用医院临床杂志，2017，14（6）：1-4.

62. 周利群 . 中国前列腺癌药物去势治疗专家共识解度 . 中华泌尿外科杂志，2017，38（21）：4-5.

63. 王准，温思盟，朱识淼 . 去势抵抗性前列腺的病因学分型研究和临床精准医疗实践探索 . 临床外科杂志，2017，25（7）：551-555.

64. 王海涛 . 去势抵抗性前列腺癌的临床精准治疗进展 . 天津医药，2017，45（4）：337-341.

65. 中华医学会泌尿外科学分会，中国前列腺癌联盟 . 前列腺癌睾酮管理中国专家共识（2017 版）. 中华泌尿外科杂志，2017，38（6）：401-405.

66. 中国抗癌协会泌尿男生殖系肿瘤专业委员会微创学组 . 中国前列腺癌外科治疗专家共识 . 中华外科杂志，2017，55（10）：721-724.

67. 安婉丽，杨鸿 . 中医药治疗前列腺癌方剂用药规律分析 . 中国药物警戒，2018，15（3）：158-162.

68. 王金秀，李小江，陈军 . 贾英杰论前列腺癌的中医病机与治疗 . 新中医，2014，46（4）：20-23.

69. 宋竖旗，李灿，张亚强 . 治疗晚期前列腺癌经验 . 中国中医药信息杂志，2010，17（1）：85-86.

70. 彭炜，王涛，刘继红 . 前列腺癌肿瘤免疫的研究进展 . 中华实验外科杂志，2017，34（10）：1806-1810.

71. 王宗平，朱绍兴 . 前列腺癌免疫治疗进展 . 保健医学研究与实践，2017，14

（3）：108-110.

72. 曹达龙，叶定伟 . 去势抵抗性前列腺癌免疫治疗的研究进展 . 中华泌尿外科杂志，2017，38（10）：789-800.

73. 杨伊，司同国 .PD-1/PD-L1 抑制剂在前列腺癌免疫治疗中的研究进展 . 中国肿瘤临床，2017，44（16）：831-834.

74. 顿耀军，刘春雷，陈黎黎，等 . 前列腺癌患者单纯雄激素去除治疗后健康相关生活质量的评估 . 中华泌尿外科杂志，2017，38（1）：33-37.

75. 谢立平，李江枫 .2017 年欧洲泌尿外科学会年会前列腺癌诊治进展及热点关注 . 中华泌尿外科杂志，2017，38（6）：408-411.

76. 王跃，戴波 . 中国抗癌协会 2017 版《前列腺癌筛查专家共识》解读 . 临床外科杂志，2018，26（1）：15-18.

77. 林军明，刘家明，周扬 . 前列腺癌骨转移的特点及其危险因素分析 . 解放军医学杂志，2017，42（8）：707-711.

78. 梁坤，戴儒奇 .^{89}Sr Cl$_2$ 联合唑来膦酸治疗前列腺癌骨转移的临床疗效与安全性观察 . 东南大学学报（医学版），2017，36（1）：82-85.

79. 张青菊，徐文贵，戴东，等 .^{89}Sr Cl$_2$ 联合唑来膦酸治疗骨转移瘤骨痛的安全性与疗效评价 . 中国肿瘤临床，2015，42（23）：1138-1142.

80. 吴敏，赵红光，李英华，等 .PET-CT 在前列腺癌诊断中的应用现状和展望 . 中华实验诊断学，2015，19（3）：513-516.

81. Chen W，Zheng R，Baade PD，et al.Cancer statistics in China，2015.CA Cancer J Clin，2016，66（2）：115-132.

82. Kardasevic A，Milicevic S.Correlation of subjective symptoms in patients with

benign prostatic hyperplasia and erectile dysfunction.Med Arch，2017，71（1）：32-36.

83. Kardasevic A，Milicevic S. The Correlation between prostate volum in patients with benign prostatic hyperplasia in relation to erectile dysfunction.Med Arch，2016，70（6）：449-452.

84. Becher EF，McVang KT.Surgical procedures for BPH/LUTS：impact on male sexual health.Sex Med Rev，2014，2（1）：47-55.

85. Baunacke M，Toma M，Novotny V，et al.Incidental undifferentiated carcinoma of the prostate：A case with unusual diagnosis.Uroluge A，2015，54（11）：1602-1605.

86. Vignozzi L，Gacci M，Maggi M.lower urinary tract symptom，benign prostatic hyperplasia and metabolic syndrome.Nat Rev Urol，2016，13（2）：108-119.

87. Linden-Castro E，Pelayo-Nieto M，Espinosa-Perezgrovas D，et al.The impact of transrectal prostate biopsy on erectile function.Actas Urol Espl，2016，40：453-456.

88. Qin B，Moorman PG，Alberg AJ，et al.Diary，calcium，vitamin D and ovarian cancer risk in African-Aerican women.Br J Cancer，2016，115（9）：1122-1130.

89. Li HX，Gao WS，Yang YF，et al.Risk factors of systemic inflammatory response syndrome after transrectal ultrasound guided prostate biopsy.Journal of Modern Urology，2016，21（5）：353-356.

90. 马全福.经尿道 2 μm 铥激光手术治疗良性前列腺增生症.中华保健医学杂志，2014，16（5）：335-336.

91. 马全福, 陈燕. 前列腺疾病防治专家谈. 3 版. 北京: 人民军医出版社, 2016.

92. 张旭, 艾青, 马鑫, 等. 机器人辅助腹腔镜下根治性前列腺切除术勃起功能保留的手术技巧和疗效分析. 中华泌尿外科杂志, 2017, 38 (6): 417-420.

93. 郑涛, 马鑫, 张旭, 等. 机器人辅助与经腹膜外途径腹腔镜下根治性前列腺切除术的近期疗效比较. 中华泌尿外科杂志, 2014, 35 (11): 824-828.

94. 武鹏, 秦卫军, 张龙龙, 等. 机器人辅助前列腺癌根治术治疗大体积前列腺癌的临床应用研究. 现代肿瘤医学, 2018, 26 (3): 409-412.

95. 夏丹, 王平, 秦杰, 等. 经腹膜外途径与经腹腔途径机器人辅助腹腔镜下根治性前列腺切除术的比较分析. 中华泌尿外科杂志, 2016, 37 (3): 165-168.

96. 李利军, 刘竞, 马志伟. 腹腔镜与机器人辅助腹腔镜前列腺癌根治术治疗前列腺癌的效果比较. 广东医学, 2017, 38 (4): 563-566.

97. 王建忠, 周骏, 施浩强, 等. 达芬奇机器人腹腔镜技术在泌尿外科手术中的应用. 安徽医学, 2016, 37 (6): 723-725.

98. 朱峰, 高旭, 杨波, 等. 机器人辅助腹腔镜下根治性前列腺切除术的学习曲线分析. 中华泌尿外科杂志, 2016, 37 (4): 284-288.

99. 王云帆, 缪琦, 张晋夏, 等. 穿刺活检前列腺癌 119 例病例形态、Gleason 分级及预后分组. 诊断病理学杂志, 2018, 25 (1): 17-21.

100. 中华医学会病理学分会泌尿男性生殖系统疾病病理专家组. 前列腺癌规范化标本取材及病理诊断共识. 中华病理学杂志, 2016, 45 (10): 676-680.

101. 那彦群, 叶章群, 孙颖浩, 等. 2014 版中国泌尿外科疾病诊断治疗指南. 北京: 人民卫生出版社, 2013.

102. 周川，陈海军，李海元，等 . 机器人辅助腹腔镜与开腹、腹腔镜手术治疗膀胱癌、前列腺癌疗效比较 Meta 的分析 . 现代泌尿生殖肿瘤杂志，2015，7（1）：17-21.

103. 郭震华，那彦群 . 实用泌尿外科学 . 北京：人民卫生出版社，2014.

104. 赵年欢，王朋，崔邦平，等 . 前列腺癌 Gleason 评分与不同影像学检查的关系 . 华中科技大学学报（医学版），2018，47（3）：375-378，382.

105. 赵明，滕晓东，何向蕾，等 .2014 年国际泌尿病理协会前列腺癌分级系统新进展和新的预后分组 . 中华病理学杂志，2016，45（10）：673-675.

106. 宋刚，纪光杰，张雷，等 . 前列腺癌患者年龄与病理分级关系的研究（附 2929 例报告）. 中华泌尿外科杂志，2017，38（2）：106-109.

107. 李蕊岑，陈吉祥，雷亚莉，等 . 前列腺癌相关危险因素研究进展 . 实用医院临床杂志，2019，16（1）：197-199.

108. 刘克普，门群利，张更，等 . 经尿道钬激光碎石术联合 1470nm 半导体激光前列腺气化术治疗良性前列腺增生症合并膀胱结石的效果 . 临床医学研究与实践，2019，4（1）：6-8.

109. 赵克栋，郭宗华，孔东波 .*MGMT* 基因多态性与前列腺癌易感性的 Meta 分析 . 现代肿瘤医学，2019，27（1）：98-103.

110. 徐国良，焦志灵，李璐鹏，等 . 血清 TPSA 检测在慢性前列腺炎临床分型诊断中的价值 . 临床身心疾病杂志，2019，25（1）：114-117.

111. 任静 . 血清脂联素和脂蛋白相关磷脂酶 2 水平与晚期前列腺癌化疗效果及临床预后的相关性 . 检验医学与临床，2019，16（1）：38-40，44.

112. 周祥福 .2018 版欧洲泌尿外科前列腺癌指南要点解读 . 中华腔镜泌尿外科

杂志（电子版），2019，12（5）：289-293.

113.李广志，续奇志，陈忠，等.戈舍瑞林联合比卡鲁胺治疗前列腺癌的效果及不良反应.中国现代药物应用，2019，13（1）：1-2.

114.徐磊，王国民，孙立安，等.1673 例前列腺癌的诊断和预后 --- 上海单中心 10 年回顾分析.复旦学报，2019，1（2）：143-148.

115.庄永江，张辉见，彭佩丹，等.前列腺癌患者血清脂联素和膳食营养摄入水平相关性分析.广东医学，2019，40（7）：1005-1008.

116.李亚林，刘冉录.DNA 甲基转移酶在前列腺癌中的表达及其体外细胞增殖及侵袭能力的影响.基础医学与临床，2019，39（5）：668-672.

117.郭潇潇，朱生才，侯惠民，等.前列腺癌根治术对 75 岁及以上患者生存情况的影响.中华老年医学杂志，2019，38（3）：278-282.

118.刘南，杨斌，徐骏，等.通过 2019 年欧洲泌尿外科年会解读前列腺癌诊疗进展.中华泌尿外科杂志，2019，40（4）：241-246.

119.韩邦旻，荆翌峰.寡转移前列腺癌的临床处理策略.山东大学学报（医学版），2019，57（1）：26-29.

120.李丽，宋茜，刘冉录.前列腺癌标志物检测研究进展.天津医药，2019，47（8）：880-884.

121.崔庆鹏，罗钰辉，刘孝东.前列腺癌患者第二原发癌的研究进展.肿瘤防治研究，2019，46（6）：567-569.

122.吴鹏杰，刘明，王建业.雄激素治疗前列腺癌的临床研究进展.中华泌尿外科杂志，2019，40（3）：232-233.

123.吕家驹，胡佳林，丁森泰.前列腺癌局部治疗的研究进展.山东大学学报

（医学版），2019，57（1）：1-5.

124. 周凌，朱江 . 超声引导下前列腺穿刺活检方法学研究进展 . 中华影像学杂志，2019，28（5）：458-461.

125. 马泽华，董柏君，薛蔚 . 前列腺癌免疫治疗进展 . 中华泌尿外科杂志，2019，40（3）：234-236.

126. 李蕊岑，陈吉祥，雷亚莉，等 . 前列腺癌相关危险因素研究进展 . 使用医院临床杂志，2019，16（1）：197-199.

127. 郭宏骞，庄君龙，邱雪峰，等 . 机器人辅助腹腔镜前列腺癌根治术精准化发展趋势 . 中华肿瘤外科杂志，2019，11（2）：77-82.

128. 张宝平，孙洪赞，郭启勇 . 前列腺癌正电子显像剂的临床研究及应用进展 . 现代肿瘤医学，2019，27（11）：2013-2018.

129. 蒋伟刚，孙薇，刘耀升，等 . 前列腺癌脊柱转移瘤治疗进展 . 中华损伤与修复杂志（电子版），2019，14（3）：231-233.

130. 刘啸峰，翟建 . 前列腺癌MRI新技术进展 . 医学影像学杂志，2019，29（1）：152-155.

131. 肖健，任明华 . 前列腺癌药物治疗的进展 . 临床与病理杂志，2019，39（1）：188-191.

132. 沈翔 . 达芬奇辅助腹腔镜前列腺癌根治术的研究进展 . 国际泌尿系统杂志，2019，39（3）：535-538.

133. 何立儒，马琪，刘冉录 . 2019年欧洲泌尿外科学会年会放疗及化疗研究进展荟萃 . 中华泌尿外科杂志，2019，40（4）：247-250.

134. Cattrini C，Zanardi E，Boccardo F.Androgen-deprivation therapy is more than

palliation in oligometastatic prostate cancer.J Clin Oncol，2018，36（22）：2350.

135. Ost P，Reynders D，Decaestecker K，et al.Surveillance or metastasis-directed therapy for oligometastatic prostate cancer recurrence：a prospective，randomized，multicenter phase II trial.J Clin Oncol，2018，36（5）：446-453.

出版者后记
Postscript

　　科学技术文献出版社自 1973 年成立即开始出版医学图书，40 余年来，医学图书的内容和出版形式都发生了很大变化，这些无一不与医学的发展和进步相关。《中国医学临床百家》从 2016 年策划至今，感谢 600 余位权威专家对每本书、每个细节的精雕细琢，现已出版作品近百种。2018 年，丛书全面展开学科总主编制，由各个学科权威专家指导本学科相关出版工作，我们以饱满的热情迎来了《中国医学临床百家》丛书各个分卷的诞生，也期待着《中国医学临床百家》丛书的出版工作更加科学与规范。

　　近几年，中国的临床医学有了很大的发展，在国际医学领域也开始崭露头角。以北京天坛医院牵头的 CHANCE 研究成果改写美国脑血管病二级预防指南为标志，中国一批临床专家的科研成果正在走向世界。但是，这些权威临床专家的科研成果多数首先发表在国外期刊上，之后才在国内期刊、会议中展现。如果出版专著，又为多人合著，专家个人的观点和成果精华被稀释。为改变这种零落的展现方式，作为科技部所属的唯一一家出版机构，我们有责任为中国的临床医生提供一个系统展示临床研究成果的舞台。为此，我们策划出版了这套高端医学专著——《中国医学临床百家》丛书。

中国医学临床百家

"百家"既指临床各学科的权威专家，也取百家争鸣之义。

丛书中每一本书阐述一种疾病的最新研究成果及专家观点，按年度持续出版，强调医学知识的权威性和时效性，以期细致、连续、全面展示我国临床医学的发展历程。与其他医学专著相比，本丛书具有出版周期短、持续性强、主题突出、内容精练、阅读体验佳等特点。在图书出版的同时，同步通过万方数据库等互联网平台进入全国的医院，让各级临床医师和医学科研人员通过数据库检索到专家观点，并能迅速在临床实践中得以应用。

在与作者沟通过程中，他们对丛书出版的高度认可给了我们坚定的信心。北京协和医院邱贵兴院士说"这个项目是出版界的创新……项目持续开展下去，对促进中国临床学科的发展能起到很大作用"。中国人民解放军第二军医大学孙颖浩校长表示"我鼓励我国的泌尿外科医生把自己的创新成果和宝贵的经验传播给国内同行，我期待本丛书的出版"；北京大学第一医院霍勇教授认为"百家丛书很有意义"。我们感谢这么多临床专家积极参与本丛书的写作，他们在深夜里的奋笔，感动着我们，鼓舞着我们，这是对本丛书的巨大支持，也是对我们出版工作的肯定，我们由衷地感谢作者的支持与付出！

在传统媒体与新兴媒体相融合的今天，打造好这套在互联网时代出版与传播的高端医学专著，为临床科研成果的快速转化服务，为中国临床医学的创新及临床医师诊疗水平的提升服务，我们一直在努力！

科学技术文献出版社